序 一

外科手术治疗是难治性癫痫重要的治疗手段。由于手术操作常涉及脑功能区的定位，因此，除了传统手术中的电生理监测外，对麻醉的挑战在于术中呼吸道的管理，麻醉药物对脑电生理的影响，麻醉深度的把握，以及病人在术中的配合程度。唤醒麻醉为手术中脑功能区的定位创造了条件。然而，当病变涉及语言功能区的精确定位时，麻醉风险和难点在于气道的管理与病人发音之间的矛盾。为克服术中气道管理和手术病人配合发音之间的矛盾，国内外很多学者进行了多种研究和临床尝试，如鼻导管，带套囊的口咽通气道和喉罩等置入，以保持术中气道通畅。但在唤醒时均需拔出这些装置病人才能配合发音，监测后需再次置入继续麻醉完成手术，操作不便，并有较大风险。沈七襄教授与蔡铁良主任及他们的团队经过数年的研究与临床实践，研制出了带有气道装置能发音的新型声门上食道鼻咽腔导管，唤醒发音时不需拔出导管，既保证了术中气道的通畅及唤醒时病人的发音配合，又为手术操作提供了方便。此外，本手册对癫痫病人手术治疗前的评估、术中麻醉和术后管理的要点均进行了详细介绍，对临床实践具有很好的指导性。

我愿推荐本手册给我们的麻醉科医师，尤其是开展癫痫外科的医院，相信他们阅读后一定会受益匪浅。

中德医学协会副理事长
中华医学会麻醉学会副主任委员
湖北省麻醉学会副主任委员
华中科技大学同济医学院附属同济医院教授、主任医师

2011 年 11 月

序 二

我很高兴为沈七襄教授、蔡铁良主任主编的《癫痫外科麻醉手册》作序，并深感荣幸！

近30年来，我国癫痫外科发展迅速，范围遍布全国各大城市医院，癫痫的手术治疗已成为药物难治癫痫病人一种必不可少的治疗手段。手术中的某些特殊要求向麻醉医师提出了挑战，同时也促进了癫痫外科的发展。本手册详尽叙述了全麻唤醒麻醉(Anesthesia)—清醒(Awake)—麻醉(Anesthesia)技术(AAA技术)，手术中采用监测皮质重要功能区的技术，有利于致痫灶切除又不伤害皮质功能。

我有幸与沈、蔡两位教授共事一段时期，共同完成了上百例的癫痫手术，他们丰富的麻醉经验、忘我的工作精神、细心的术中观察，让我深受感动并敬佩。

两位教授在临床实践中根据病人所需，潜心研制出了新型的食道鼻咽腔导管，此乃一种能讲话的新型声门上通气装置，增添了一种唤醒麻醉的新技术，为癫痫外科创造了良好的手术条件。

在审校过程中实感该手册简明扼要，内容丰富，条理清晰，细节翔实，是一本麻醉医师、癫痫外科医师能够方便参阅的专业麻醉手册。

我愿推荐本手册给我国的神经外科医师，尤其是开展癫痫外科的医师和麻醉医师参阅，相信会有裨益。

南京军区南京总医院神经外科教授、主任医师
解放军第174医院神经外科荣誉主任
中国抗癫痫协会顾问
谭启富

2011年9月

前 言

近30年来，癫痫外科治疗已成为难治性癫痫的一种重要的、必不可少的治疗手段。癫痫外科手术有诸多特殊需求，并常累及脑功能区，向癫痫手术的麻醉提出了严峻的挑战，同时也促进了神经外科手术麻醉的发展。

癫痫手术的麻醉虽在麻醉专著或癫痫外科手术专著中都有章节加以阐述，但由于篇幅有限，不可能将神经外科麻醉中的某一章节，如癫痫手术麻醉的细节写得很详细，而这些细节在临床实践中恰恰直接影响麻醉的成功和病人的安危。为此，我们编写了这本手册，较详细地阐述了与癫痫手术麻醉相关的问题以及某些麻醉的具体实施方案，为临床麻醉医师提供一本能快捷翻阅的专科麻醉手册。

另外，为克服大脑语言功能区手术全麻术中唤醒存在的难题——通气方式、气道管理与发音讲话的矛盾，2008年以来我们经过几年的研究，研制出了带通气装置能讲话的新型声门上通气装置——食道鼻咽腔导管。它既可以正常实施全麻和行机械通气，唤醒后又不需拔除导管即可讲话，再手术时，加深麻醉即可。

虽然目前这种新型专用导管的应用病例仅数十例，经验尚需积累，但它有别于目前国内外所报道的各种通气方式，为麻醉医师提供了一种安全、可靠、方便的麻醉装置与技术，也为神经外科医师创造了良好的手术条件及精确定位的麻醉保障，从而最终达到在最大限度切除致痫灶和病灶的同时，尽可能地减少神经损伤，保护脑功能完整，提高患者生存质量的目的。这些内容在本手册中均有较详细的介绍。

承蒙中华医学会麻醉学分会副主任委员、华中科技大学同济医学院附属同济医院麻醉科主任、全国人大常委会委员田玉科教授和南京军区南京总医院神经外科主任医师、亚洲癫痫外科学会荣誉主任委员、中国抗癫痫协会顾问谭启富教授为本手册作序并审校，我们深受鼓舞，在此表示衷心的感谢！

由于本人癫痫手术麻醉的经验有限，以及所涉及癫痫手术种类和数量的限制，书中难免有错误和疏漏之处，而新型食道鼻咽腔导管也还需经临床应用和时间的验证，因此，恳请专家、学者、同行和读者给予建议、指正和帮助。

沈七襄

2011 年 8 月于厦门

目　录

附注：

第一章　癫痫基础知识简介

第一节　概述

癫痫是最常见的慢性神经系统障碍性疾病之一，为非特异性以脑功能异常为主的慢性脑疾病。它影响到世界上近1%的人口，我国的癫痫患者有上千万，其中，活动性癫痫患者约600万。随着现代医学的发展，癫痫已成为一种可治性疾病。由于新抗癫痫药物的不断问世，约80%的癫痫患者通过正规的药物治疗可以获得满意的控制；但有120万～180万的患者药物治疗效果不佳，从而成为难治性癫痫。外科治疗难治性癫痫主要通过精确定位致痫灶并切除，去除致痫因素，达到治愈的目的。

一、癫痫的定义

癫痫(epilepsy)：2005年，国际抗癫痫联盟提出："癫痫是一种脑部病患，特点是脑部持续存在能导致癫痫反复发作的易感性，并出现相应的神经生物学、认知、心理学，以及社会学等方面的后果。”也就是说，癫痫是多种原因造成的慢性脑功能障碍综合征，其导致神经元过度同步放电，引起反复的、自发的、不可预期的癫痫发作，并导致躯体和社会心理的不良后果。具有反复癫痫发作的倾向，或至少一次以上的癫痫发作，相伴随其他大脑的功能障碍以及对躯体、认知、精神心理和社会功能等不良影响。总之，癫痫是一种疾病状态。

癫痫发作（epileptic seizure）：癫痫发作是一个过程。国际抗癫痫联盟关于癫痫发作的新定义认为，“癫痫发作是脑部神经元高度同步化异常活动所引起，由不同症状和体征组成的短暂性临床现象”。脑部神经元高度同步化的异常活动、发作的短暂性及特殊的临床现象是癫痫发作的三要素。

癫痫样放电（epileptiform discharges）：大脑神经元群的异常超同步化电活动，脑电图呈现典型的异常波，如棘波、尖波、棘－慢复合波等。

癫痫综合征（epileptic syndrome）：只限于由一组临床特征所构成的特定临床情况，如婴儿早期肌阵挛性脑病，并不是所有的癫痫都符合这一标准。

二、癫痫和癫痫发作的分类

(一)癫痫分类

癫痫分类十分复杂,按病因可分为原发性和继发性两类。原发性癫痫又称特发性癫痫,是指由遗传因素或体质决定、临床上找不到病因的癫痫,约占全部癫痫的2/3。继发性癫痫又称获得性癫痫或症状性癫痫。国际抗癫痫联盟在2010年提出,癫痫分类应该从当今认识癫痫的知识水平出发,根据不同的目的从多个角度(如依据病情、年龄、病因、发作类型等)对癫痫进行分类。随着对癫痫的病因和癫痫综合征认识的不断深化,将会出现具有生物学证据的分类系统,最终有利于对癫痫的理解诊断和治疗。

(二)癫痫发作分类

按2006年的报告,癫痫发作的分类大体如下:

1. 自限性癫痫发作

(1)全身性发作:包括伴强直和/或阵挛性发作、失神性发作、肌阵挛发作、癫痫性痉挛及失张力性发作。

(2)局部(部分)性发作:包括局部性、伴同侧扩散、伴对侧扩散和继发全身性发作。

(3)新生儿发作。

2. 癫痫发作持续状态

包括癫痫部分发作持续状态、辅助运动区发作持续状态、先兆持续状态等9种。

三、癫痫发作的临床表现

大脑某些神经突然过度放电是各种临床表现的基础，反复发作是其固有特征。癫痫发作的形式多种多样，有的仅有一种形式，有的可有一种以上的发作形式，有的开始大发作中又出现精神运动性发作等。

（一）全身性发作

全身性发作（过去称大发作）：以意识障碍为最早和主要表现，伴有全身强直—阵挛性抽搐为特征，为最常见的发作类型，占50%以上。提示双侧大脑半球同时受累。脑电图显示广泛性双侧同步的癫痫样波发作，反映神经元放电广泛。

失神发作（又称小发作）：以意识障碍为主，突然发生和突然停止的短暂的（<1 min）和频发（每日数次到上百次）的意识障碍。患者突然静止不动，发作后恢复正常，对发作无记忆。

（二）部分发作

大脑局部功能紊乱所致的症状，发作局限于身体的某一部分，意识清楚但自己无法控制，包括运动性发作、感觉性发作、自主神经性发作等,发作时伴有精神、意识、运动、感觉或自主神经等方面的症状。多为颞叶病变所致,故又称颞叶癫痫。

(三)特殊类型发作

有婴儿痉挛症、小儿良性癫痫、小运动型发作。

(四)反射性癫痫

又称感觉诱发性癫痫,由某些刺激而诱发的癫痫。

(五)癫痫持续状态

指频繁而持续的癫痫发作,包括一次发作持续时间>30 min,或连续多次发作。

四、癫痫的病理特点

癫痫病理主要通过尸检进行研究,海马硬化的颞叶癫痫可显示海马萎缩、颗粒细胞和神经元缺失,海马硬化是癫痫发作的重要病理基础。典型的皮层癫痫源灶有 3 个组成部分:中心区、中间带和周围正常组织区域。

中心区:不含有正常神经细胞功能的病灶区,神经元严重损伤或完全消失,完全无兴奋性及电活动。

中间带:中心区的外围环形为中间带,部分受损或未受损的神经元组织围绕在病损周围。这些神经元具有异常的兴奋性和自发性癫痫性放电活动,也就是原发性癫痫灶的区域,是引起癫痫放电的区域。其神经元数目减少,处于不同程度的变性过程中。

周围正常组织区域:向外是正常脑组织。

致痫灶:是神经生理学的概念,指脑电图上出现的一个或一个以上的癫痫性放电最明显的部位。神经元脱失为致痫灶的显著特点,是引起临床癫痫发作的脑皮质区。

癫痫病理灶(癫痫病灶):是神经病理学的概念,指容易确认的脑内的形态学异常。癫痫病理灶多数可在X线、CT或MRI等上显示,如肿瘤、脑血管畸形和外伤瘢痕等。癫痫病理灶和致痫灶两者合称为"病灶—功能性致痫灶复合体"。

致痫区域:是指脑的某一范围,包括致痫灶和癫痫病理灶,是导致癫痫反复发作的基础。

第二节　癫痫手术术前致痫灶和功能区定位的几种常用方法

癫痫的外科治疗主要为致痫灶和癫痫病理灶的切除或传导通路切断的方法,以达到控制癫痫发作为目标。故术前对致痫灶的准确定位非常重要。现代神经影像学技术的发展对癫痫的病因、诊断定位有重要作用。致痫灶和功能区定位方法应根据发作症状、电生理监测和影像学综合判定，常用的方法如下。

一、常规脑电图(EEG)

脑电是中枢神经细胞自发的生物电活动，即脑生物电活动的反映，反映觉醒状态和代谢活动。脑生物电来自神经元的新陈代谢。大脑皮质是脑电活动的物质基础。人脑约有 2.6×10^9 个神经元，皮质表面神经元达 $5\times10^5/mm^2$ 个。大脑皮质从外向里分为 6 层，其中第Ⅱ、Ⅲ和Ⅴ层含皮质细胞和锥体细胞最多。脑电主要由Ⅲ、Ⅴ层的锥体细胞产生。安静时神经元细胞处于极化状态，有 -70 mV 的脑膜电位差，兴奋时 Na^+ 渗入细胞内，胞膜去极化产生局部电流，即动作电位形成神经冲动。故脑电不是个别神经元的活动而是皮质浅表数百万神经元突触后电位的总和电波。EEG 反映的是皮质神经元突触后活动，而不是这些神经元所传导的冲动活动。

EEG 是监测脑功能最基本的方法，是研究癫痫和癫痫发作最重要的工具之一。

(一)正常脑电图

有 α 型、β 型、不规则型、去同步化型及 α、β 波交替型 5 种。

α 波(8～13 Hz)：为正常人处于安静闭眼状态的主要脑电活动。睁眼时 α 波活动部分消失或完全消失，再闭眼 α 波出现。

β 波（14～30 Hz）（快波）：当 α 波因外界刺激如睁眼而被抑制时即出现 β 波，清醒状态时占优势。

θ 波（4～7 Hz）和 δ 波（＜4 Hz）：为脑皮质的慢波，熟睡后出现 θ 波和 δ 活动。δ 波是麻醉和深睡状态下最明显的电活动，成人在清醒时出现 δ 波活动为异常。各种波的频率快慢顺序如下：

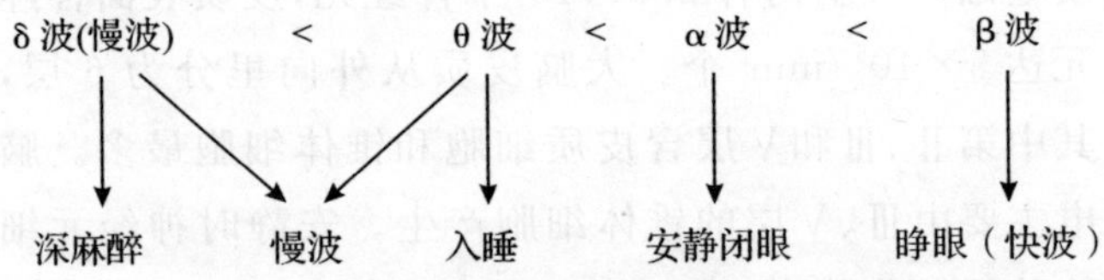

脑电活动的产生是一个耗能过程，需要足够的底物，如氧和葡萄糖。因此，脑血流、氧或葡萄糖的显著降低可导致脑电活动的抑制。缺血和缺氧开始表现为 β 波活性短暂升高，然后出现 θ 波和 δ 波，β 波逐渐消失，最后出现 δ 波。随缺血进展，EEG 活动进一步抑制，最后 EEG 完全变平。EEG 受多种因素影响，如生理因素，包括年龄、体温（低温可影响 EEG 的振幅）、$PaCO_2$（低碳酸血症可致脑血管收缩、脑缺血和 EEG 活性下降）、血糖（低血糖可使 α 节律降低）、电解质（低血钙可致癫痫性发作并引起 EEG 活性降低）等。

内分泌疾病和代谢紊乱如甲亢病人的 α 节律加快，甲状腺功能低下者可致 EEG 的振幅和节律减弱。

脑电对缺血、缺氧、高碳酸血症反应灵敏、迅速。

$PaCO_2$增高可降低 EEG 活性，随着 $PaCO_2$增高可进一步加深对 EEG 的抑制。

另外，多种药物对 EEG 有抑制或兴奋作用，以麻醉气体及麻醉剂对 EEG 影响最明显，主要为抑制作用，使 EEG 呈全脑慢波状态，其中 N_2O 作用最大（麻醉药对 EEG 的影响另述）。

（二）癫痫样放电

中枢神经元过度放电的病态神经元被称为致痫灶（癫痫灶）。癫痫发作就是病态的神经元一过性、过度同步放电引起的短阵发作性大脑功能紊乱，即神经元的同步化作用是癫痫放电的重要基础。由神经元异常兴奋引起的过度同步，引起 EEG 出现阵发性高波幅电位活动，即癫痫样放电现象。其中，EEG 某些形式如棘波、尖波、棘慢复合波、尖慢复合波为其特征性改变。故 EEG 对癫痫的诊断、定位、定侧、切口入路的选择、切除范围的大小以及手术预后的评估均起着决定性作用。常用方法包括常规脑电图（EEG）、皮质脑电图（ECoG）和深部脑电图（DEEG）。

（三）术前常规 EEG 监测

常规脑电图（EEG）：一般指颅外电极脑电图（头皮脑电图），即从头皮上将脑的自发性生物电加以放大并记录。EEG 可显示癫痫样放电的特征如棘波、尖波、棘慢复合波等痫性异常放电，及发作期放电，对癫痫的定位最有价值。故常规 EEG 是诊断癫痫的重要手段。常用于术前诊断确定癫痫类型、致痫灶定位手术入路的大致部位以及术后疗效的评估。其他还有动态脑电图(A-EEG)、视频脑电图(V-EEG),它们为癫痫类型的确定、致痫灶部位的判定提供更准确的依据。EEG 对癫痫病人的病变敏感性约为 90%。若应用诱发试验可使癫痫脑电波的诊断率提高至 90%以上。动态脑电图可连续记录 24 小时,更易获得痫样波。

二、X 线计算机断层扫描(X-CT,简称 CT)

癫痫患者的 CT 发现以局灶性病变为主,如脑肿瘤、脑梗死、脑发育异常、动静脉畸形等,尤其对钙化性病变的检测如结节性硬化、囊性结节效果较好,是观察病灶钙化的最佳方法。对于 MRI 禁忌者,如安放心脏起搏器、金属植入物的患者,可用 CT。

另外,怀疑颅内有出血者,如癫痫术后颅内出血,CT 检测较好。

三、磁共振成像(MRI)和功能磁共振成像(fMRI)

MRI 具有很高的空间分辨率,可发现一些细微的脑结构异常病灶。可多方位、多序列成像,对于代谢异常,如肿瘤或中枢血管的精细表现的观察 MRI 更佳。

目前公认 MRI 是观察颞叶结构的最佳手段，高质量的 MRI 可显示海马硬化和脑部畸形。MRI 已成为癫痫影像检查的首选，且对人体完全无害。

功能磁共振成像(fMRI)主要包括功能活动 MRI、脑灌注 MRI 和脑扩散 MRI。人体血液中的血红蛋白(Hb)是抗磁性物质，脱氧 Hb 是顺磁性物质，大脑受到刺激时，相应区域的皮质血流量、流速及脱氧程度会发生变化，导致该区域内的磁化率发生改变，利用局部血氧含量的变化实现 fMRI 的方法为 BOLD。fMRI 可在认知测验时显示脑血流动力学，可作脑功能区域绘图及检测脑活动区域性病理表现，准确定位癫痫灶和周围的功能区皮层。脑电图可以记录癫痫患者皮层的异常放电，具有较高的时间分辨，但空间分辨率较低，结合功能磁共振较好的空间分辨率可以解决这一问题。二者联合可精确定位局灶的运动、感觉和言语皮质区。

四、放射性核素脑功能显像

目前，临床应用癫痫检查的放射性核素脑功能显像方法主要有单光子发射计算机断层成像术(SPECT)脑血流灌注显像、正电子发射断层成像术(PET 或 PET/CT)脑葡萄糖代谢显像。

(一)SPECT 脑血流灌注显像

可用于术前致痫灶的定位。许多癫痫患者脑内并无结构、形态上的改变，因而CT、MRI的阳性率相对较低（30%～45%），而只要脑血流量发生变化，SPECT脑血流灌注显像就有变化，故阳性率较高，约70%～80%。SPECT脑血流灌注显像对致痫灶的定位诊断敏感性高，结果准确可靠，是术前评估的重要手段。

（二）PET代谢显像

用氟-18-脱氧葡萄糖（^{18}F-FDG）静注30～40 min在脑内摄取达到高峰，以PET或PET/CT显像，^{18}F-FDG在脑内的分布代表葡萄糖的代谢情况。其分辨率显著高于SPECT，明显提高了对致痫灶定位诊断的敏感性和准确性，故PET显像为手术切除致痫灶提供了更多的术前评估信息。

五、脑磁图（MEG）

MEG是一种应用脑功能图像检测技术对人体实施完全无接触、无侵袭、无损伤的大脑研究和临床应用设备。它能精确地从空间、时间上提供脑组织电生理的功能性信息，是唯一能无接触地检测脑组织细胞内活动的检查方法，或者只需一次测量就可以采集到全脑的生物电磁信号。而且，MEG可以与MRI所获得的解剖结构资料及功能叠加起来，准确反映脑功能实时变化，具有极高的敏感度及时间和空间分辨率。

MEG主要应用于癫痫手术前的方案制订，MEG癫痫定位方法具有无创、省时、费用低等优点。MEG可检测到直径<2 mm的癫痫灶，可以准确地定位致痫灶并显示癫痫灶的分布特点。与脑电图定位相比，MEG具有更高的敏感性。

MEG可为术者提供脑功能区手术的决策，如对脑功能区占位手术入路设计、手术过程中避免损伤功能区组织和术后出现神经功能障碍的评估等问题提供重要信息，即在MEG定位下可进行神经导航系统手术。

MEG和Wada试验的语言定位比较，有的认为它们有高度的一致性，有的认为MEG是可以取代Wada试验的非创伤性检查。

六、颈内动脉异戊巴比妥试验IAP(Wada试验)

主要用于术前判断语言功能优势半球、记忆功能和运动功能的定侧，以及协助致痫灶的定侧。手术前优势大脑半球不够明确的患者，可通过Wada试验来判断优势大脑半球，这种技术还被广泛用于癫痫患者术前的语言优势侧的评估。据研究，96%右利手的语言中枢在左侧半球，4%在右侧半球；左利手或双利手的患者中70%的语言功能区在左侧，15%的在右侧，还有15%的在双侧半球。

（一）方法

经颈内动脉或股动脉穿刺置管，在 4 s 内推注丙泊酚（propofol）10 mg（过去用异戊巴比妥）观察穿刺对侧的肢体运动功能。若对侧肢体运动麻痹，证实选择性麻醉一侧大脑半球的功能有效。如果穿刺侧为优势大脑半球，注药后数秒到数十秒钟后可以出现暂时性失语、对侧肢体瘫痪、感觉减退、记忆力障碍、眼球震颤、视力和视野障碍及脑电图抑制等改变，数分钟后可自然恢复正常。若需做另一侧，应在 30～45 min 后进行。通过语言剥夺时间来对语言区进行定侧，注药后失语时间最长的一侧半球，通常为语言优势半球。当两半球语言剥夺时间间隔小于 30 s 时，应考虑存在双侧语言支配。

（二）Wada 试验的药物选择

1. 丙泊酚

丙泊酚 1% 1 mL（=10 mg）稀释至 10 mL，在 4 s 内推完，若 10 mg 不能产生对侧偏瘫，立即追加 3 mg，与文献报道“丙泊酚用于 Wada 试验测试，在国人颞叶癫痫功能评估中 8～13 mg 可能是一个适合的单次注射量”相似。此药起效快，半衰期短，清醒快，是异戊巴比妥钠较好的取代药。

2. 依托咪酯

首剂 2 mg（0.03～0.04 mg/kg）静推，再以 0.03

～0.04 mg/(kg·min)泵注维持至测验项目完毕后停药。由于依托咪酯可出现肌阵挛或可诱发癫痫，限制了它的应用。

3. 异戊巴比妥钠

为 Wada 试验传统用药，5%～10% 2 mL(100～200 mg)静注，目前国内已无此药。

七、颅内电极植入(IEI)

20 世纪 30 年代开始出现颅内电极长程脑电监测。颅内电极植入是在钻孔或开颅的条件下，将电极留置于硬脑膜外、硬脑膜下及深部，行脑电监测以确定致痫灶的精确位置及电刺激明确主要脑功能区。颅内电极植入(或称埋藏)为Ⅰ期手术。术后患者清醒，生命体征平稳，能配合检测，病情稳定，继发颅内出血的风险较小，脑水肿反应减轻、消退时即可开始进行脑电监测和电刺激。

另外，颅内电极植入脑电监测还是诊断岛叶癫痫唯一的方法。

对一些难治性癫痫患者进行术前评估，颅内电极植入已成为一项必不可少的侵袭性检查方法。术前难以定侧、定位者也可用颅内电极监测加以辅助。难以定侧者可行两侧电极植入。采用合适的植入方法，选择准确的植入部位，能安全、有效且较为经济地准确定位致痫灶，并在最大范围内了解致痫灶周边的皮层功能。另外，颅内电极植入后，可以在患者清醒状态下监测，不受监测时间所限，故借用颅内电极可进行功能区定位。如：

（一）应用感觉诱发电位（SEP）对躯体感觉皮质进行定位

以颅内电极引导出来的 SEP 可以辨别初级躯体感觉皮质，此法不会诱发癫痫发作。如刺激腕部正中神经，可以在皮质记录到明显的信息。

（二）语言功能区定位

语言区定位要求患者必须清醒，这是颅内电极植入监测的优势。刺激语言区可以对许多与语言有关的功能产生影响，如朗读、复述、理解、命名、拼写等，电流刺激皮质的某些部位可以导致这些活动终止。如在让患者连续讲话的过程中，电刺激可导致讲话停止。对物体命名中可能会出现命名错误、命名不能、言语停顿、迟疑和重复，一旦电刺激引出上述情况，该区即是重要的语言功能区。

（三）电刺激不同的感觉和运动功能区

电刺激不同的脑区有不同的表现：电刺激初级感觉运动皮质可出现“阳性”反应，如刺激感觉皮质可以诱发出局部麻木的感觉；刺激视觉皮质可诱发出局部视野的闪光感；刺激听觉皮质可以诱发出耳鸣；刺激运动区可以诱发出局部肌肉抽动等。

深部电极置入海马，电刺激海马可进行记忆功能的评估。

由于颅内电极植入为术前的有创监测，存在着颅内出血、感染等风险，电极难以更换位置，只能在颅内电极所在的部位进行监测和刺激，受空间所限，定位后需Ⅱ期手术，故颅内电极植入有其局限性。

第三节　癫痫手术术中的电生理监测

神经电生理监测技术已成为神经外科术中监测神经功能状态、减少神经损伤、提高手术疗效的重要手段。癫痫手术术中电生理监测的目的是准确寻找致痫灶，切除致痫灶是控制癫痫发作的有效措施，而精确定位则是手术成功的关键。

一、术中脑电图监测

（一）术中皮层脑电图（ECoG）监测

开颅后剪开硬脑膜将电极直接置于大脑皮层上，进行脑电监测为皮层脑电图（ECoG）监测。它排除了头皮、颅骨等组织对电极的干扰，能更直接地收集脑的异常放电。ECoG 的振幅比常规 EEG 从头皮记录的脑电要大得多，其比率约为10∶1。术中应用较灵活，可对手术野及其周边皮质范围进行监测与刺激，还可对病灶切除前、后随时监测。ECoG最大的问题就是会受到手术中麻醉药物以及手术本身的影响。

(二)深部脑电图(DEEG)监测

DEEG是指皮层下各种结构的电活动。如将电极插入深部的海马、杏林核、岛叶等结构，监测其电活动或联合ECoG监测来判断起源于深部组织的致痫灶。一种是在开颅后应用，另一种是开颅或钻孔埋藏电极监测。由于致痫灶最精确的电信号是棘波放电，故以棘波出现的部位来确定致痫灶的位置和范围。所以，ECoG和DEEG是目前术中最精确的致痫灶定位方法。术中ECoG监测，使病灶的切除范围最大限度地限于真实的致痫灶区，尽可能地保护及留下正常的脑组织，有效提高治愈率。

二、诱发电位(EP)

诱发电位是中枢神经系统在感受外在或内在的特定刺激过程中所产生的生物电活动，诱发电位是与自发脑电活动相比而言的。诱发电位是评估和判断神经通路是否完整的重要指标之一，是反映神经系统的特异和非特异传导通路的功能状态。EP还具有皮层定位功能，是鉴别皮质感觉、运动区的重要检测方法。

(一)感觉诱发电位(SEP)

是指神经系统(包括外周或中枢、感觉或运动系统)接受内外界“刺激”所产生的特定电活动，即刺激感觉传导通路达到的EPs，监测上行感觉神经传导系统的功能，从脊髓神经的后柱到大脑，主要包括躯体感诱发电位(SEP)、脑干听觉诱发电位(BAEP)和视觉诱发电位(VEP)三种。

1. 皮层体感诱发电位(SEP)定位中央沟

体感诱发电位是刺激外周神经如刺激四肢的正中神经、胫后神经，感觉冲动经脊髓上传至大脑，在身体感觉通路的不同部位所产生的电位，用来监测感觉通路的完整性。它能客观地反映躯体感觉传导功能障碍，尤其是深感觉传导功能障碍或皮层感觉障碍，及用于定位中央沟。皮层体感诱发电位只能确定中央沟的位置，但不能明确定位功能区皮层的具体区域，即从外周到中央的感觉传导，辨别初级躯体感觉皮质。

2. 脑干听觉诱发电位(BAEP)

通过听觉传导通路监测脑干功能及听神经功能。主要用于后颅窝手术及昏迷病人的监测，属皮质下起源，不易受药物的影响。但BAEP对体温变化十分敏感，体温下降可造成反应潜伏期和反应间期明显延长。

3. 视觉诱发电位(VEP)

由亮光刺激眼睛生成,从眼球通过视网膜、视神经和视交叉到视皮质,主要是在枕叶和颞叶后部可记录到由视觉通路传导至大脑皮质的诱发电位。可有效评估视觉通路的完整性。

(二)运动神经诱发电位(MEPs)

监测下行运动神经传导系统功能。用电或磁刺激中枢运动神经,在刺激点下方的外周神经或肌肉记录反应电位。诱发电位通过大脑传到脊髓神经再传导至周围神经。监测面部肌肉或嚼肌收缩时的动作,可判断脑神经功能的完整性。监测上、下肢肌肉收缩的肌电位,可判断脊髓运动神经功能。运动诱发电位基本上是皮质运动区去极化后在手或足部肌肉记录到的肌电电位。

三、皮质电刺激(CS)

电刺激是一种“非自然”激活脑组织的方式,但临床实践证明,皮质刺激的结果与所刺激处的实际神经功能是一致的。目前,电刺激已成为一种可靠的功能定位技术。

术中使用手持式双极电刺激或皮层电极中相邻的两个电极点进行刺激。刺激的强度由小到大逐步增加,可递增至最大强度 15～20 mA,或至引出功能反应、后放电、先兆发作（SIA）或临床发作（SIS）为止。术中皮质电刺激除可用于术中定位脑功能区外，还可诱发后放电、临床下脑电发作和临床发作，从而用于术中致痫灶的辅助定位。术中皮质电刺激可诱发出惯常发作及非惯常发作。

（一）皮质电刺激定位致痫灶

通过电刺激诱发后放电以助致痫灶的定位。

后放电指由电刺激引发的与致痫灶具有类似意义的局限性发作性脑电活动，即癫痫样放电（主要用于判断电刺激阈值，避免损伤脑组织，也可用于致痫灶的辅助定位）。电刺激是判断局灶性发作放电起始区的最好方法。文献报道，后放电部位集中于刺激电极的临近，放电形式以棘慢波节律为主，且易引发临床发作。

电刺激可诱发癫痫发作，利用术中发作间期尖波的分布，后放电的起始和持续时间以及电刺激局部脑组织诱发患者的常规发作或先兆发作来综合判断致痫灶的定位。

（二）皮质电刺激（CS）——术中脑功能区的识别和定位

直接刺激大脑皮质辨别运动功能区、感觉区及语言区。语言、感觉及视觉的监测必须在清醒状态下进行，需要有经验的手术医师、神经电生理医师和麻醉医师密切合作才能做好。

1. 运动区皮质

运动区监测可在麻醉状态或清醒状态下进行，但必须停用肌松剂，要求四个成串（TOF）完全恢复（即+100%）。运动区的刺激的应答表现为一组肌肉的强直、阵挛收缩引起的运动反应，可以通过肌肉的运动诱发电位（MEP）连续记录实时肌电图观察到。虽然肌电图反应较敏感，常出现在肢体活动之前，但由于放大器通道的限制，需要助手同时观察患者肢体或面部的运动，以减少假阳性的发生。刺激皮质产生的肌电反应通常与刺激强度成正比。MEP可诱发癫痫发作。

2. 感觉区皮质

位于顶叶皮质的前部，中央沟的后部。感觉皮层包括初级感觉皮质（SⅠ）、次级感觉皮质（SⅡ）及补充感觉皮质。刺激躯体皮质可以引出对侧或双侧的深刺激或压迫感；刺激补充感觉区可引出对侧、同侧或双侧的躯体感觉异常，并可伴随躯体运动。

3. 视觉皮质

刺激视觉皮层可产生相应的视觉体验，如刺激距状沟上方或下方可产生白色或彩色的闪光感；刺激颞叶内侧回、颞叶外侧或颞枕交界区皮层可产生几何图形，如三角形、星形、菱形等；刺激颞枕交界区还可产生视觉错识，如视物放大、缩小或变形等。这种反应需要患者清醒能作回答。

4. 语言中枢

与语言有关的皮层区域往往比传统的 Broca-Wernicke 区域的范围小很多，而且精确定位时存在明显的个体差异。因此，语言区不能仅按解剖位置定位，需利用术中语言监测进行精确可靠的定位，即在患者清醒状态下进行电刺激。当刺激到语言皮层时，患者讲话可以出现障碍，如语言中断或减慢，包括命名错误、听觉性重复、听觉和阅读的理解力错误以及自发言语等。刺激 Broca 区可出现运动性失语，语言不流畅；刺激 Wernicke 区可出现感觉性失语，出现理解力缺失，能语不知意。

(三)皮层下电刺激

当手术涉及皮层下重要传导束时，需要行皮层下电刺激，在进行皮层电刺激后，由术者用手持式双极电刺激器在手术切除的过程中将切除术与皮层下电刺激交替进行，有阳性反应的皮层下传导束要予以保留。皮质下电刺激一般不引起癫痫，可能与癫痫发作是由于皮质内网络联系，未涉及皮质下有关。

电刺激会诱发癫痫发作，可伴有临床症状，或仅有脑电图表现的临床发作。严重时会导致脑膨出、脑缺氧甚至脑损伤等，出现癫痫发作时需立即中止刺激，同时用 4℃冰盐水局部冲洗皮层，麻醉医师立即加深麻醉进行控制。

第四节　麻醉药物对脑电图和神经电生理监测的影响

一、麻醉药物对脑电图(EEG)监测的影响

全麻药物是强力的EEG激活药物之一，可产生一种可逆的与意识障碍病理相似的电生理活动。不同的麻醉药物和不同的血药浓度都会对EEG产生影响，特别是混合用药使EEG的变化复杂化。多数麻醉药随血药浓度的增加，EEG的频率、波幅会产生变化。1995年，Martin将麻醉深度与EEG变化画成曲线，即麻醉分期（Ⅰ期为α波波幅降低，数量减少；Ⅱ期快波+θ波，随麻醉加深而呈慢波化；Ⅲ期为θ波混合δ波；Ⅳ期从高幅慢波变为低幅慢波达低平波）。无论用何种麻醉药，其麻醉由浅至深都会遵循这一规律。术中EEG是估计脑功能活动非常有效的手段。

（一）局麻药

局麻药对EEG有双向影响，如利多卡因血药浓度低时有抗癫痫作用，但在高浓度时则有兴奋作用，甚至可诱发癫痫。因此，局麻手术时需要避免大剂量使用局麻药。作者采用0.5％利多卡因与0.25％罗哌卡因

混合液,或0.5%~0.75%罗哌卡因作头钉处浸润,未发现不良反应。

（二）吸入麻醉药

吸入麻醉药为中枢神经系统细胞最主要的作用靶点之一,尤其是皮质神经元,不可避免地会对皮质脑电信号产生影响。吸入麻醉药对EEG的影响与吸入气浓度相关,低浓度有兴奋作用,深麻醉和极深麻醉EEG可发生爆发抑制或重度抑制,即超过3 s的脑电完全抑制,最后至脑电完全静止。

异氟烷与七氟烷1MAC的浅麻醉时表现为高幅爆发的θ活动,1.5MAC可出现爆发抑制,2MAC时脑电静止,故用于癫痫手术中所有吸入麻醉药均应以低浓度为主。低浓度的异氟烷配合静脉麻醉对EEG无明显影响,但与N_2O合用有诱发癫痫作用。地氟烷低浓度时可增加EEG的频率和幅度,高浓度时对EEG有抑制作用。

（三）静脉麻醉药

1. 硫喷妥钠

为超短效巴比妥类药,镇静、催眠效果确切。随麻醉加深,中枢神经呈进行性抑制,出现θ波、δ波。硫喷妥钠1~2 mg/kg不抑制ECoG,达8~10 mg/kg则可抑制ECoG,4 mg/(kg·h)持续给药,出现平坦EEG,脑代谢降低至正常的55%。硫喷妥钠从不引起癫痫棘波,是有效的抗癫痫药。硫喷妥钠抗惊厥作用明显,长期用于癫痫发作和癫痫持续状态的治疗。

2. 依托咪酯

为短时间催眠药,对循环系统干扰轻微,在催眠作用开始时导致新皮层睡眠,降低皮质下抑制,静注后作用迅速,1 min 脑内浓度达高峰,持续 3 min,然后很快从脑向外转移,故苏醒快。依托咪酯的时量相关半衰期较丙泊酚短。依托咪酯有抗惊厥作用,也是强效抗癫痫药,与其大剂量使用时能诱导“爆发抑制”有关。由于依托咪酯对锥体外系、脑干和脊髓的皮质下结构无抑制作用,故诱导时常出现肌阵挛甚至惊厥,限制了它在癫痫患者中的使用。有报告称在癫痫病人应用依托咪酯时,其癫痫发作的百分率要高得多,故癫痫病人应避免应用或谨慎使用。

3. 氯胺酮

具有深度止痛作用,并具有保留咳嗽、吞咽、角膜反射的分离麻醉现象。剂量>2 mg/kg 可导致“爆发抑制”。氯胺酮可使脑血流增加 50%~60%,增加氧耗量,故不利于神经外科手术。氯胺酮可激活致痫灶,引起癫痫发作。而氯胺酮亚麻醉剂量则具有抗惊厥作用,麻醉剂量具有致惊厥作用。神经外科手术和癫痫患者很少采用氯胺酮麻醉。

4. 丙泊酚

起效快,半衰期短,清醒迅速且舒适平稳,还具有抗呕吐、抗惊厥作用,是目前全凭静脉麻醉的首选药物。对 EEG 的影响存在剂量相关性。文献报道 1.5～2.5 mg/(kg·h)[≈25～42 μg/(kg·min)]的剂量不影响术中 EEG 的监测。作者通过临床监测发现，术中丙泊酚停药 10 min 后再减量到 50～60 μg/(kg·min)维持时，α 波的波幅较低对观察癫痫棘波不利，当≤40 μg/(kg·min)尤其是 25～30 μg/(kg·min)的剂量维持可不影响 ECoG 的监测，与上述文献报道的剂量相似。文献报道丙泊酚可诱发癫痫，作者在Wada 试验中也遇到过丙泊酚诱发癫痫发作的病例。然而，人和动物实验均显示丙泊酚可终止癫痫发作。本院术中电刺激中诱发癫痫发作时，用丙泊酚 30～50 mg 静注可顺利控制癫痫。亚麻醉量的丙泊酚可提高癫痫发作阈值，降低术中癫痫发作率。丙泊酚的残留影响表现为 EEG 的高频高幅的 β 波，易与 ECoG 所寻找的异常脑电图波混淆，故在术中监测 ECoG 要提前 15 min 停药或减量。

由于丙泊酚起效迅速、短效、清醒质量高、小剂量不影响术中 ECoG 监测的优势为其他麻醉药所不及，目前仍为癫痫手术最常用的麻醉药之一，可作为静脉麻醉用药的首选。

5. 苯二氮䓬类

具有剂量相关的抗焦虑、遗忘、镇静、止痉和催眠作用，以及中枢性肌松作用，为抗癫痫活动的主要药物，广泛用于治疗各种急性、慢性癫痫发作。特别是氟羟安定、劳拉西泮应用最多。地西泮(安定)具有良好的抗惊厥作用，可抑制诱发癫痫波。1～2 mg/kg 静注，ECoG 癫痫波很快减弱直至消失，且半衰期长达 24～36 h，术中很少用。咪达唑仑(咪唑安定)比地西泮作用强 5 倍，起效快，作用时间短，0.1 mg/kg 静注，30～60 s 即可发挥良好的镇静和抗惊厥作用。目前，主要用于停用癫痫药物后的预防癫痫发作。术中需监测 ECoG 的手术，应避免使用；而术毕可用 2～3 mg 静注，预防术后癫痫发作。癫痫持续状态可静脉泵注咪达唑仑。

氟马西尼为苯二氮䓬类药的拮抗药，主要用于拮抗应用苯二氮䓬类药的全麻或药物过量。应用氟马西尼可引起神经兴奋，特别是可诱发癫痫发作，当药物使用过量时尤要注意。氟马西尼所致的癫痫发作一般无需药物治疗，如需治疗，用巴比妥钠、苯二氮䓬类药有效。癫痫患者术中不宜使用。

（四）麻醉性镇痛药

阿片类镇痛药对 EEG 的影响呈剂量依赖趋势，大剂量、高浓度使用可导致癫痫发作或 EEG 出现棘波。

1. 吗啡

临床剂量的吗啡一般不会引起神经兴奋现象，剂量达 1 mg/kg，EEG 监测也未发现痫样波的表现。但吗啡可释放组胺，神经外科手术少用。

2. 哌替啶

与吗啡类似。临床剂量不会致神经兴奋，但大剂量 400 mg 静注可致癫痫发作。哌替啶的代谢产物半衰期长(14～20 h)，易蓄积，神经外科手术少用。

3. 芬太尼类

大剂量快速静注芬太尼类药物如芬太尼、舒芬太尼、瑞芬太尼均可导致肌强直。但文献报道心脏手术病人大剂量使用时 EEG 监测未发现癫痫发作的波形。但也有芬太尼和舒芬太尼确有引起癫痫病人 EEG 癫痫发作的文献报道。故对癫痫患者芬太尼剂量超过 200～400 μg/kg 或舒芬太尼＞40～100 μg/kg 时要特别警惕，必须避免大剂量快速静推。

作者临床应用芬太尼 4～5 μg/kg 或舒芬太尼 0.5～0.6 μg/kg 静脉注射进行诱导，未见不良影响。

瑞芬太尼镇痛作用强，半衰期短，特别是连续静脉泵注无蓄积作用，时量相关半衰期不延长，清醒迅速。主要用于静脉麻醉的维持，剂量范围在 0.1～0.5 μg/(kg·min)泵注。术中患者被唤醒后以 0.05 μg/(kg·min)泵注不影响患者的清醒程度，且有一定的镇痛作用，可做背景输注。文献报道 2.5 μg/kg 大剂量瑞芬太尼单次注射可诱发棘波出现，故不宜单次大剂量使用。

(五)肌松药

肌松剂对神经电位活动无影响，即术中不影响对 ECoG 的监测。术中不用电刺激的患者可常规应用肌松剂。

阿曲库铵经 Hoffman 代谢，分解产生 N-甲四氢罂粟碱属叔铵化合物,可通过血脑屏障对中枢神经有刺激性兴奋作用,在血中高浓度可诱发癫痫。顺式阿曲库铵同样经 Hoffmann 清除和代谢产生 N-甲四氢罂粟碱,但其浓度明显低于阿曲库铵,故本院癫痫手术麻醉多选用顺式阿曲库铵。

二、麻醉药物对诱发电位(SEP)监测的影响

全麻用药对大脑皮质细胞电活动的传递有明显的抑制作用,所有的麻醉药物均可降低诱发电位的振幅,并延长潜伏期。其中,吸入麻醉药对 SEP 的抑制作用比静脉麻醉药更强,但只有依托咪酯不同,它能明显增加正中神经和胫后神经的 SEP。因为 SEP 监测的目的是通过诱发电位波幅降低,潜伏期延长,可见波消失来判断术中是否有不可逆性中枢神经系统的损伤,若因麻醉药物对 SEP 的抑制而出现波幅降低、潜伏期延长则易发生误判,故在 SEP 监测中应避免深麻醉。文献报道,术中以 6 mg/(kg·h)的速度持续静注丙泊酚对 SEP 的抑制作用很小。作者以丙泊酚 25～30 μg/(kg·min)小剂量泵注,不影响体感诱发电位的波幅。肌松药及阿片类药也可适量使用,但应避免应用氟烷和 N_2O。

三、麻醉药物对皮质电刺激(CS)监测的影响

术中皮质电刺激主要用于脑功能区定位和诱发后

放电定位致痫灶。这就要求麻醉药物既不能影响运动、感觉功能区的检出，又不能影响后放电的监测。进行皮质电刺激需停用肌松药，监测运动功能区并维持适当浅麻醉，以利于后放电的监测。

电刺激脑功能的视皮质、感觉皮质或语言区皮质需唤醒病人，特别是语言区不仅要让患者完全清醒，而且需让患者能讲话配合语言功能的监测和定位。

四、α_2肾上腺素受体激动剂——右美托咪啶（DEX）

右美托咪啶（DEX）是强效的 α_2 肾上腺素受体激动剂。α_2 肾上腺素受体主要分布在交感神经末梢和中枢神经系统肾上腺素神经元，被刺激后可抑制去甲肾上腺素的释放。右美托咪啶作为新型高选择性 α_2 肾上腺素受体激动剂具有镇静、镇痛和抗焦虑等作用。

DEX 产生镇静作用的部位在第四脑室旁的蓝斑核，通过减弱中枢交感神经活性，抑制去甲肾上腺素释放，降低突触后的兴奋性而发挥镇静作用。

DEX 的药代动力学参数为：分布半衰期 $t_{1/2\alpha}$ 5～6 min；终末消除半衰期 $t_{1/2\beta}$ 2h；起效时间：10～15 min；作用高峰：25～30 min；时量相关半衰期（CSHT，$t_{1/2CS}$）随着输注时间延长而明显延长，持续输注 10 min，$t_{1/2CS}$ 4 min，持续输注 8 h，$t_{1/2CS}$ 250 min。总体提示 DEX 起效缓慢，维持时间长，长期输注时量相关半衰期延长。

DEX临床应用可为患者提供良好的镇静、镇痛和抗交感作用，而对呼吸无明显抑制。负荷量推荐为0.5～1 μg/kg，再以0.2～0.5 μg/(kg·h)维持，此剂量可用于全麻辅助用药。用法：将右美托咪啶1支(200 μg)稀释至50 mL泵注，不可直接推注。DEX的镇静和心动减缓作用明显，对减慢心率降低心肌耗氧具有较好的效果，常用于心血管手术麻醉，但对心动过缓的患者应慎用，有传导阻滞的患者禁用。

在神经外科麻醉可用于功能神经外科手术的清醒镇静麻醉及术中唤醒麻醉。开颅后切开硬脑膜前0.5 μg/kg泵注，15 min后持续0.2～0.5 μg/(kg·h)维持，皮质运动区手术监测前15 min减量至0.1～0.3 μg/(kg·h)，同时减瑞芬太尼用量至0.05～0.1 μg/(kg·min)，或丙泊酚25～30 μg/(kg·min)维持，呼患者睁眼来配合监测。

据文献报道DEX血浆浓度为0.6 ng/mL时，对体感诱发电位无明显抑制，临床试验提出DEX负荷量1 μg/kg(经稀释后静脉泵注而不可推注)和0.5 μg/(kg·h)持续泵注对SEP无明显抑制作用，也有作者认为负荷量0.6～0.8 μg/kg和0.2～0.7 μg/(kg·h)泵注比较合适。DEX用于癫痫手术麻醉不会影响术中神经电生理的监测。DEX作用于大脑皮层下区域，不涉及大脑γ-氨基丁酸(GABA)系统，故不损害认知功能。

第五节　几种常见的癫痫手术治疗

一、癫痫手术分类

总体分三大类：

(一)切除手术

切除有致痫灶的脑组织并消除癫痫灶，从而消除产生癫痫的来源，如前颞叶切除、选择性杏仁核海马切除、大脑半球切除等。

(二)阻断癫痫放电传播通路

破坏癫痫放电的传播途径，阻止癫痫放电向远方传播，减少癫痫发作。最常用的手术是胼胝体切开术和多处软脑膜下横纤维切断术(MST)。

(三)毁损和刺激手术

如脑立体定向核团射频毁损、电刺激迷走神经、皮质深部核团刺激、小脑电刺激等。

以上三种手术中，外科手术主要以前两类手术方式为主，其中切除手术按切除区域的不同又分为半球切除、脑叶切除和皮质切除，而皮质切除主要指仅切除局限性癫痫病灶。

二、颞叶癫痫的外科治疗

致痫灶起源于颞叶，分颞叶内侧癫痫和颞叶外侧（新皮质）癫痫。前颞叶和颞叶内侧（常为海马硬化）是最常引起癫痫发作的脑组织，切除这些结构也是最常见的癫痫外科手术方式。

（一）经典的前颞叶切除术（颞叶整块切除）

致痫灶起源于颞叶总称颞叶癫痫（TLE）。颞叶癫痫综合征的特点是单纯部分性发作、复杂部分性发作以及继发性全身性发作或这些发作的混合，致痫区位于颞叶，常为药物难治性癫痫，难以治愈，通过手术切除前颞叶，效果优良。这是癫痫手术中效果最好的一种手术方式，其疗效可达90%以上。

1. 麻醉

一般选择全麻，平卧，头侧位，术中行ECoG监测及深部电极监测杏仁核、海马有无棘波放电。优势半球手术术中需要定位语言区时，要行全麻唤醒。

2. 手术步骤

(1)作问号切口：颅骨骨孔应钻在颧骨额突之后和颧弓之上，将蝶骨嵴向深处咬除，并咬除颞骨鳞部的下缘直达颅中窝底，暴露大脑外侧裂、额颞区、颞极、颞中部、部分中央区。U形切开硬脑膜并悬吊缝合硬脑膜于骨窗边缘。

(2)肉眼观察颞叶表面有无异常，明确侧裂静脉、Labbe 静脉并注意保护，将条状电极置于额叶下部、颞上回、颞中回和颞下回，深电极置入杏仁核和海马，监测脑电图。

(3)确定切除颞叶的范围：左侧颞叶可切除颞极后 5 cm，右侧颞叶可切除颞极后 6 cm 的颞前叶范围，一般向后切除不得超过 Labbe 静脉，避免术后失语和偏盲。

(4)切除颞叶顺序：一般是先将大脑外侧裂的蛛网膜切开，将额叶与颞叶分开，向前至蝶骨，向下至颅中窝底，向后至海马回钩前端。分开时可见大脑中动脉，需加保护。该动脉的第一段和第二段分出 3～4 支供应颞叶，应电凝切断。然后，在 Labbe 静脉之前，也即从颞尖沿颞中回向后 6 cm，优势半球为 4.5 cm 的平面，从颞下外侧缘向上横断切开颞叶皮质至颞中回时斜向前 45°，切断颞叶的上、中、下回。用两脑压板牵开脑，直向内切开颞叶白质，进入侧脑室下角。此时可见脉络丛，并有脑脊液涌出，继续切开梭状回达侧副沟为止。分开颞叶岛盖显露岛叶，它形如一圆锥形小丘，其顶指向前下方，构成岛阈。将颞叶向外侧牵开，充分暴露颞角内闪光发白的海马脚，用双极电凝切开脑组织达脑室壁，直达颞角尖为止。颞角尖的内上方为圆形的杏仁核，经杏仁核中央将其切开分成基底外侧部和与钩回紧邻的皮质内侧部。此时已达颅中窝底，并向后牵开颞角，显露脉络丛。此时勿压迫，因脉络丛附着在脑干和视束上。沿脉络丛外侧从后向前切开海马，暴露出海马旁回的上表面，在海马和海马旁回的后部，于冠状位将海马脚尖端之后 3.0～3.5 cm 的海马横行切断，提高海马旁回横切直达小脑幕为止，移除颞叶及其海马、海马旁回、钩回，外侧部的杏仁核。此时应注意保护内侧软脑膜完整，勿损脑底池内的结构。供应海马旁回及钩回的前 1/3 的脉络膜前动脉外侧支应电凝切断，数支阿蒙角（Ammon horn）动脉可电凝切断。

（5）术毕应再行 ECoG 监测，如仍有异常放电，应再切除之。但岛叶和外侧裂上方皮质及颞横回不必切除。手术野彻底止血，用等渗盐水反复冲洗，严密缝合硬脑膜，空腔内注满等渗盐水，骨瓣复位，缝合头皮，硬脑膜外放引流管引流 24 h。

标准的前颞叶切除一般不引起语言功能的损害，但在颞叶后部的集中异常放电区域或颞叶后部病灶的扩大切除时，则要考虑语言功能区的保护。当切除范围在确定的语言区 2 cm 范围之内时，最好做唤醒麻醉进行命名试验，一旦发现命名性错误，则停止切除。当切除十分接近功能区皮质时，应反复刺激辨别皮质功能区，以免误伤。

（二）前颞叶内侧切除术

一般术中不需要行语言和其他功能区的监测，不管是在优势半球还是非优势半球，手术都在全麻下进行。术中 ECoG 和深部电极监测，切除致痫灶后必要时还需切除颞叶内侧底部的结构——海马、杏仁核及海马旁回、钩回。切除致痫灶后再进行 ECoG 监测，若仍有异常波，再行切除。

（三）选择性杏仁核、海马切除治疗颞叶癫痫

颞叶癫痫的致痫灶多数位于边缘系统内侧基底部，即杏仁核、海马和海马旁回。可选择性地切除杏仁核、海马。患者平卧选全麻。头侧、翼点入路锁孔切口（小骨窗开口）。选择性海马、杏仁核切除手术通常效果确切，损伤小，术后恢复快。

颞叶癫痫手术中，必须保护的功能区是语言和记忆，尤其是感性记忆（优势半球的语言记忆和非优势半球的空间视觉记忆）。故对优势半球的手术，术中要注意保留部分颞上回，以免皮质听觉区损伤。颞叶术后语言功能障碍是术后重要的并发症，优势侧海马切除及对侧海马存在结构性改变时，患者术后可能有认知功能下降的风险，故必要时应采用全麻术中唤醒精确定位。

三、额叶癫痫的外科治疗

起源于额叶的癫痫称额叶癫痫，其发生率较高，约占各部分癫痫的 20％～30％。

额叶是脑中最大的一叶，约占全脑容积和重量的1/3至1/2，额叶内有初级运动皮层区（又称中央前区）、运动皮质前区、额前皮质区和边缘及旁边缘皮质区。运动皮层区躯体的运动中枢排列如下：面部及嘴在底部，上肢在其上，下肢在顶部（见图1）。额区视皮质和Broca区位于运动皮质前区。刺激该区会导致眼球向侧运动，及头部向相反方向运动，而刺激Broca区会导致语言功能障碍及理解障碍（见图2）。额前回的病变会导致自主运动减少、注意力下降、自发言语减少及语言表达能力下降（特别是在优势半球手术时）。其他部位还包括较多功能区。

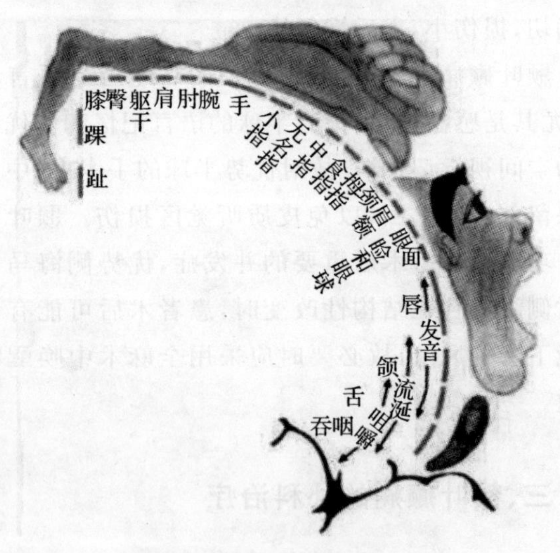

图1　运动皮层区躯体投射

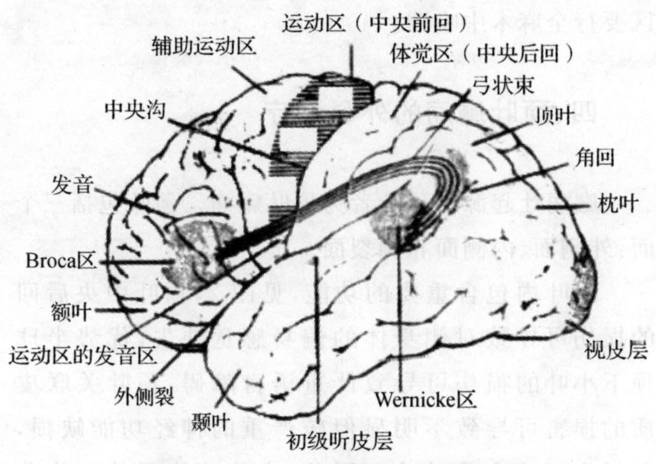

图 2 人大脑左半球侧面的机能定位

由于额叶涉及多处多个功能区，额叶致痫灶手术定位是一个难题。经术前评估，额叶致痫灶定位明确者，切除不会造成过多神经功能的缺失，应行脑皮质切除。优势半球应保留额下回后部 2.5 cm 的脑组织，避免语言障碍。额叶切除之前，认清中央沟，一般中央沟位于冠状缝之后约 4～5 cm。额叶癫痫手术治疗常用方式为脑皮质致痫灶及病灶切除。非优势半球中央前回方的额叶皮质可安全切除，若额叶致痫灶位于运动或临近中央前回、或语言区时，首先要电刺激确定中央前、后回，然后行有限制的切除和/或选用多处软脑膜下横纤维切断术(MTS)。

额叶癫痫手术选全麻，术中 ECoG 和 DEEP 监测，涉及运动功能区需行电刺激(CS)监测，涉及语言区要行全麻术中唤醒。

四、顶叶癫痫的外科治疗

癫痫灶起源于顶叶者为顶叶癫痫。顶叶包括三个面:外侧面、内侧面和侧裂面。

顶叶内包含重要的功能,见图 2,顶叶中央后回的损伤可导致对侧身体的偏身感觉缺失,优势半球顶下小叶的损伤可导致严重语言障碍,顶叶关联皮质的损害可导致不明显但较严重的神经功能缺损,包括失用症和失认症。因此,术前功能区的定位非常重要。

(一)功能区的定位

Wada 试验:术前必须进行试验确定优势半球语言侧,以避免对顶叶后部语言区的损伤。

fMRI:可显示运动区、语言中枢和感觉区的位置以及与病灶和致痫灶的位置关系,有逐渐取代 Wada 试验的趋势。

皮质地图:术前或术中皮质地图定位,中央后回刺激最常见的感觉反应来自舌,对应于中央后回的下部在外侧裂的上方和中央沟的后方。通过刺激能准确辨认中央沟、中央后沟和中央前沟,电刺激用于辨认语言中枢。

(二)顶叶的功能解剖

1. 躯体感觉功能

位于中央后回和旁中央小叶后部的SⅠ,主要司本体感觉和辨别觉;位于中央后回最下部的SⅡ代表双侧体表,以对侧为主。

2. 味觉功能

皮质区在顶叶的岛盖部和附近的脑岛周围皮质上。

3. 发音和制止谈话功能

刺激中央后回的下部可使患者发出简单的声音和正在说话的患者突然停止。

4. 语言功能

感觉性语言中枢(Wernicke区)位于顶叶和颞叶,包括角回、缘上回和颞上、中回的后部,是最重要的语言中枢。除语言功能外,优势半球的顶下小叶损伤后还将产生Gerstmaun综合征,主要表现为失写、失算、不能辨别左右方向、手指失认或失误,或不能按要求完成技巧运功。

5. 感觉的整合

顶上小叶包含躯体感觉联络皮层,它接受SⅠ区和丘脑的传入,对它进行综合,从而对目标作出综合评价海马和海马旁回,可选择性地切除杏仁核、海马。

（三）治疗

顶叶癫痫最常见的病因为占位性病变，手术方式为致痫灶切除，临近中央区的顶叶切除只有在皮质刺激中央后回精确定位之后才能实施。中央后回的手和脚代表部位的切除将引起严重的本体感觉和精细感觉障碍。

麻醉：选全麻，患者取平卧、头侧，患侧翼点入路。

由于顶叶具有重要的传入纤维、传出纤维、功能解剖区，术中要进行多项监测如 ECoG、电刺激以及语言、运动和记忆力测试。成人应在清醒条件下精确定位功能区，故应做全麻术中唤醒麻醉。

五、癫痫外科常用术式

（一）局部脑皮质切除术

指脑皮质癫痫灶切除术，是目前治疗局灶性癫痫最基本的方法之一，而且也是最古典的方法。如脑皮质发育畸形、胚胎发育不良、神经上皮瘤、神经节细胞瘤、脑血管畸形、脑软化灶等病因导致的癫痫均可实施此手术，其术后癫痫控制效果与致痫区是否彻底切除关系密切。

1. 术前评估

包括致痫区评估和脑功能区评估，以准确定位致痫区，并明确致痫区与脑功能区间关系。致痫区评估包括仔细分析录像脑电图临床发作的特征、间期脑电图和发作期脑电图特征及MRI特征，必要时还可以检查PET、MRS、SPECT、MEG以及颅内电极埋藏定位；脑功能区定位可做fMRI、DTI、MEG、Wada试验、颅内电极埋藏下直接皮质电刺激等。

2. 手术步骤

(1)麻醉：选择全麻下手术，如需要手术中识别定位语言区的病人则需要作全麻唤醒。

(2)手术步骤：切口及骨瓣以癫痫灶为中心设计，开颅并切开硬脑膜，暴露病灶及周围皮质后，行皮层脑电图(ECoG)监测，结合术前评估结果确定切除范围，如果致痫区与脑功能关系密切者，还需要行皮层电刺激(CS)或体感诱发电位(EP)定位脑功能区，从而达到在保护脑功能区的同时，尽可能彻底切除致痫区。采用软脑膜下切除的方法(Penfield)切除致痫灶的灰质，手术需在显微镜下操作，先在脑沟边缘切开软脑膜，用锐器切割或细吸引切除脑膜下的灰质。亦可用超声吸引器(CWSA)切割。但仅切除灰质至脑沟深度，保留灰质下的白质完整，减少对脑沟边缘组织的破坏，保持附近脑回上的软脑膜完整，不可损伤脑沟中的血管。如有较大静脉或动脉经过切除区，不应牵拉、伸展或控夹，尽量减少干扰。不应将动脉或静脉游离架空，以免血栓形成。对较大的额顶、枕病灶可行部分脑叶切除术，对其伴存的病理病变，如瘢痕、胶质增生、皮质发育畸形、血管畸形、肿瘤应彻底切除。

（二）大脑半球切除术

大脑半球切除术是阻断一侧半球皮层与其他神经元系统联系的各种手术方式的总称。

1. 手术适应症和禁忌症

(1)适应症

各种先天或后天所致的一侧半球弥漫性病损并伴难治性癫痫和神经功能缺损者均适合大脑半球切除术，入选标准为：①符合药物难治性癫痫的诊断；②轻偏瘫或偏瘫；③脑电图检查痫样放电始于偏瘫对侧半球，且涉及整个半球而非单一脑叶；④MRI检查对侧半球结构正常，电生理和功能性影像学进一步检查证实对侧半球功能正常；⑤患者家人或监护人能理解和接受手术后并发的神经功能障碍。

(2)禁忌症

①难以确定癫痫起源于病损侧半球；②对侧半球结构或功能异常；③通过胼胝体切开术、局部皮质切除术、多脑叶切除术等能有效控制癫痫者。

2. 手术方式

手术方式有解剖性大脑半球切除、半球皮层切除、功能性大脑半球切除、大脑半球切开术和经侧裂和脑室功能性大脑半球切除术。以下论述功能性大脑半球切除术。

功能性大脑半球切除术指功能上完全，但解剖上是次全半球切除术。此种手术患者多为儿童，均需在全麻下手术。术中多不需要 ECoG 监测。但此种手术切口大，时间长，出血较多，易发生低血压、低血钙、凝血功能障碍、体温下降和急性脑干移位或损伤等并发症，且术后苏醒较慢。

手术步骤：患者取仰卧位，肩下垫高，头架固定，患侧半球向上，作大反“?”号切口或马蹄形切口，作额颞顶骨瓣，骨窗内侧距离中线 1 cm，颞骨前部用咬骨钳咬掉，以暴露前颞区，围绕外侧裂 U 形剪开硬脑膜，向前翻。具体分为以下五个步骤。

(1)颞叶切除术：可以先切除颞叶，也可以最后切除。距离外侧裂静脉 0.5 cm 处电凝、切开颞上回软脑膜，软脑膜下分离颞上回或吸除该处的灰质、白质，暴露岛叶皮层和环岛沟下部，切开环岛沟下部进入颞角，可见海马和脉络丛，继续向前切直达颞角尖。距离颞极 5～7 cm 处，从颞上回开始垂直或斜向切开直到颞下回，向前于海马外侧、沿侧副隆起向前切开，切除颞叶新皮层。软脑膜下切除内嗅区、杏仁核、海马等颞叶内侧结构。

(2)切除中央区：外侧裂静脉上方电凝软膜，分离或吸除额顶盖，向前到达胼胝体膝部水平，向后到达胼胝体压部水平，向内、向上切开到岛叶环状沟，经环状沟切开放射冠而进入脑室，整块切除中央区脑组织。期间注意保留大脑中动脉供应剩余脑组织的分支，防止术后脑梗死。

(3)经脑室胼胝体切开：经脑室将胼胝体从膝部到压部全部切开，同侧扣带回也作切除。

(4)额叶和顶枕叶离断：沿中央区前切线用吸引器、双极电凝经额角切开额—眶区域和中线部位的额叶白质、灰质到软膜下，向前到达尾状核，嗅束和直回是很有帮助的解剖标志，阻断从额叶进入胼胝体的纤维，完成额叶离断；沿中央区后切线在侧脑室内用双极电凝和吸引器切断进入胼胝体的纤维，继续沿中线从胼胝体压部到颞后脉络裂切开脑组织，完成顶枕叶离断。

(5)切除岛叶皮质：软脑膜下吸除岛叶皮质，可提高术后癫痫控制率。

手术野彻底止血，严密缝合硬脑膜，骨瓣复位，缝合头皮，硬脑膜外放置引流管引流 24 h。

(三)胼胝体切开术

胼胝体由 18 亿个轴突构成，是两个大脑半球间最大、最重要的横向性连合纤维，即神经传导通路。癫痫的放电主要来源于大脑皮质的病变，癫痫发作的放电通过连合纤维传导至对侧大脑半球，故切断主要的连合束就可减轻或消除。

胼胝体切开术是一种姑息性手术，通过切开胼胝体部分或全部，以阻断痫样放电经胼胝体在半球间扩散，从而控制癫痫发作。

1. 手术适应症与禁忌症

(1)适应症

各种评估方法均难以定侧定位、不能行切除性手术的难治性癫痫均可考虑,具体标准为:①正规药物治疗2～4年仍发作频繁的难治性癫痫;②原发或继发的全面性发作,尤其是发作类型为失张力性发作、强直性发作效果最好,强直—阵挛性发作者;③多种发作类型或单侧脑损害为特征的神经系统疾病和癫痫综合征,如Lennox-Gastaux综合征、额叶癫痫、婴儿偏瘫、Rasmussen脑炎、Sturge-Weber综合征;④多灶性癫痫或不能切除的局灶性癫痫:结节性硬化、弥漫性脑发育畸形。

(2)禁忌症

①没有绝对禁忌症,凡可行切除性手术者一般不予考虑;②智力低下作为一种相对禁忌症仍存在争议,有报道称智力低下病人效果不好,而手术为神经系统发育、智力恢复创造条件;③有进行性的广泛脑实质退行性病变者。

2. 麻醉

一般选全麻,由于术中多不需要ECoG监测,故麻醉处理与一般颅内脑手术麻醉相同。

3. 手术步骤

仰卧,颈部保持中立,或侧卧位,头钉固定,皮肤切口为直切口或弧形切口,作4 cm×4 cm骨窗,“C”形剪开硬脑膜并向矢状窦方向折返,硬膜下粘连者需仔细剥离,勿损伤桥静脉,损伤出血者使用明胶海绵压迫止血。显微镜下暴露大脑镰,必要时使用牵开器协助暴露,分离到扣带回,仔细分离、剪开粘连的蛛网膜,显露双侧胼胝周动脉,其下则可见白色的胼胝体。使用显微剥离子分开胼胝周动脉,首先切开胼胝体膝部和体部前侧,然后向后切除胼胝体到侧脑室三角区水平,即完成胼胝体前 2/3 的切开。期间注意保持在脑室外操作,保持胼胝体下蓝色室管膜的完整。胼胝体切开的后界可使用导航系统确定,或在眉间和枕骨粗隆连线中点处放置标记物作术中颅骨侧位 X 线片确定。切开完毕后,反复冲洗、止血,检查桥静脉是否完整。严密缝合硬脑膜,固定骨瓣,缝合头皮。

(四)多处软脑膜下横纤维切断术(MTS)

多处软脑膜下横纤维切断术(MST)是一种安全有效的癫痫治疗方法。实验证实,大脑皮质的信息传递是由神经元及其纤维构成的垂直柱完成的,多处于软脑膜下。同时实验还证实水平纤维连接在癫痫发作的扩散中起重要作用。因此,切断皮层内在的水平或切线方向的纤维能预防癫痫发作的传播及消除皮质产生癫痫。当致痫灶位于重要功能区如语言区或运动区皮质或躯体感觉区或视觉皮质时,可做 MST,也可与病灶切除联合应用。

第二章　颅脑手术麻醉的基本问题

第一节　脑的代谢特点

脑是机体高级神经活动的重要器官，具有复杂的生理功能。大脑是一个高代谢、高灌注和低储备的器官。高代谢和高灌注是脑循环的显著特征。脑血流和脑代谢之间的平衡决定了脑的氧供需平衡。

脑的重量占体重的2%左右，1 200～1 500 g(平均1 400 g)。而脑耗 O_2 量却占全身耗 O_2 量的20%～23%，儿童占50%。全脑氧耗50 mL/min，大脑皮质(灰质)耗 O_2 量为白质的3～5倍，对缺 O_2 的耐受性最差。大脑是高代谢率的器官，脑氧代谢率($CMRO_2$)为3～3.5 mL/(100 g・min)。O_2 大部分用于葡萄糖的氧化，大约60%的脑能量消耗用于维持脑电活动，余下部分用于维持神经细胞的自身稳定。糖代谢是脑能量的主要来源，是脑组织进行代谢的重要物质，脑的呼吸商为1，脑所需的糖占全身糖总消耗的17%，占用肝脏输出糖的大部分。但脑组织中含糖甚微，即脑组织不能贮存大量的糖和 O_2，必须通过脑循环及时输送，不断向脑提供能源。脑动、静脉血中糖含量浓度差很大，可以说明脑组织高度依赖血流中供给的糖，因此，充分的氧和糖供给是维持大脑正常代谢的物质基础。当脑血供下降或中断时，可导致神经细胞的缺血、缺 O_2，导致脑水肿，甚至死亡。各部分脑组织对缺 O_2 的耐受性不同，具体情况如下：

大脑皮质：3～4 min。脑需要能量为 8 cal/(100 g·min)，脑全部可利用的贮存能量是 20 cal/(100 g·min)，只能维持其功能活动 2～3 min，清醒状态下 4～5 min，深麻醉时 10 min 则完全耗尽。

小脑：10～15 min。

延髓（呼吸血管运动中枢）：20～40 min。

脊髓：45 min。

交感神经：60 min。

正常人混合静脉血氧分压（PvO_2）为 40 mmHg，混合静脉血氧饱和度（SvO_2）为 75%。正常脑静脉血氧分压（PvO_2）为 34 mmHg，SvO_2 为 65%，颈内静脉血氧饱和度（SjO_2）为 61%±3.7%，当 SjO_2 降至 40%，EEG 出现慢波。

PvO_2 降至 28 mmHg，SjO_2 33%——发生精神错乱；

PvO_2 降至 19 mmHg，SjO_2 26%——意识丧失，EEG 出现可逆性等电位波；

PvO_2 降至 12 mmHg——危及生命。

第二节 脑血流及其自动调节

一、脑的血供

脑的血液供应 2/3 来源于颈内动脉，1/3 来源于椎动脉系统。颈内动脉营养大脑半球的前 2/3 和间脑前半部，主要分支有大脑前动脉、大脑中动脉、脉络丛前动脉和后交通动脉。椎动脉营养脑干、小脑、间脑后半部和大脑半球后 1/3，主要分支有脊髓动脉、小脑下后动脉。在脑桥延髓交界处，左右椎动脉汇合成基底动脉，再分出大脑后动脉、小脑下前动脉和小脑上动脉。

基底动脉环（willis 环）位于脑底下方，由前交通动脉、两侧大脑前动脉起始段、两侧颈内动脉末段、两侧后交通动脉和两侧大脑后动脉起始段组成，此环使两侧颈内动脉系统与椎—基底动脉系统的血液保持沟通，大脑前、中、后动脉的分支与颈外血管有吻合。这种解剖上的结构特点可以保证大脑的充分供血，即使有 1～2 支血管发生功能障碍，通过侧支循环仍可确保大脑的血供。

二、脑血流

脑组织血流非常丰富，脑的重量约 1 400 g，占体重的 2%，其血流量占心脏输出量的 12%～15%，成人全脑血流 750 mL/min[≈50 mL/(100 g·min)]。脑血流（CBF）具有自动调节机能——肌源性调节，这是机体的一种适应功能，是脑循环内在能力，即按功能和代谢需要来调节脑血流供应的内在能力。当平均动脉压（MAP）可能在较大范围内波动时，CBF 却能相对保持稳定。一般认为，MAP 在 70～150 mmHg 的范围内，脑循环容量随血管阻力的变化而变化，以保持稳定的血流供应，维持脑血流（CBF）的恒定。当 MAP 下降低于 90 mmHg 时，大血管开始扩张，随后小血管也扩张以维持 CBF。而超过此调节范围的血压变化，自动调节作用丧失，脑血管处于麻痹状态，CBF 随血压的升降而被动地增减，呈压力依赖性改变。

三、脑灌注压

脑灌注压（CPP）是指平均动脉压（MAP）与小静脉刚进入硬脑膜时的压力差，与颅内压（ICP）密切相关：CPP＝MAP－ICP。故 MAP、ICP 的变化均可影响脑血流（CBF）。由于 CBF 的自动调节机制作用，MAP 在 70～150 mmHg 之间 CBF 不会有明显变化，

ICP 在正常条件下对 CBF 也无明显影响，故 CPP 是决定 CBF 的直接因素。当病理条件下 ICP 明显升高时(如 ICP>30～40 mmHg)，CBF 可随 ICP 升高而下降。

四、脑血管阻力

脑血管阻力(CVR)指每 100 g 脑组织每分钟流过1 mL 血流所需要的压力，正常为 1.3～1.6 mmHg/(100 g · min)。若脑血流和 ICP 不变，脑血管阻力与 MAP 成正比，CVR=(MAP－ICP)/CBF。

将以上几种因素综合起来，可以看出在脑血流自动调节中，灌注压在一定范围内的波动不会引起脑血流的改变。它是通过脑血管阻力的改变而完成的，即 CPP 升高或下降，血管阻力随之升高或下降。当 CPP 达最高上限时，脑血管阻力最大，超过这一界限，脑血管阻力下降 CBF 升高。脑血管阻力与血管口径和血液黏滞度成反比。高血压病人由于脑血流自动调节上限上移，脑血管阻力也相应增高。通过自动调节可避免 CPP 升高而引起 CBF 过度灌注。

一般情况下，脑底动脉收缩压为 100 mmHg，舒张压为 65 mmHg，MAP 为 77 mmHg，颈内静脉压为“0”，故脑灌注压为 77 mmHg，脑血管阻力正常为 1.3～1.6 mmHg/(100 g · min)，平均为 1.4～1.5 mmHg，

代入公式 $CBF=\frac{MAP-ICP}{CVR}=\frac{77-0}{1.4-1.5}=50\sim55$ mL/(100 g·min)，全脑以 1 400～1 500 g 计算，全脑血流量约为 770 mL/min。

五、脑血流的化学调节——氧(O_2)与二氧化碳(CO_2)

(一)氧(O_2)对脑血流的调节作用

CBF 对 PaO_2 的变化不十分敏感，一般氧分压在 60～140 mmHg 范围内，脑血流量较稳定。然而，低氧是有效的脑血管扩张因素，低氧时通过减少能量消耗，降低脑代谢率而增加 CBF，是机体代偿的重要条件。PaO_2＜60 mmHg，CBF 开始升高，引起脑血流增加的 PvO_2 的阈值为＜30 mmHg(25～28 mmHg)，临界阈值为 19 mmHg，致命阈值为 17 mmHg。

Hb 为 3～6 g/dl 时，脑血流增加超过 50%～500%。

Hb 为 3 g/dl 时，乳酸含量增高，提示组织缺 O_2。

PaO_2 升高脑血管收缩是一种特殊反应。O_2 在大气压变化时对 CBF 的影响：每升高 1 个大气压，CBF 降低 12%，在 3.5 个大气压下吸氧，脑血管阻力上升 55%，CBF 下降 25%，为脑组织对氧过多的保护。

（二）二氧化碳（CO_2）对脑血流的调节作用

二氧化碳（CO_2）能自由透过脑血管内皮，迅速改变脑细胞外液的 pH，引起急性 CBF 改变，但维持时间不长，6～8 h 后可恢复正常。CO_2 是调节 CBF 的重要因素。脑血管对 CO_2 反应特别敏感，高碳酸血症使血管扩张，低碳酸血症使血管收缩，即 $PaCO_2$ 升高，CBF 增加。$PaCO_2$ 从 40 mmHg 开始，每上升 1 mmHg，CBF 增加 1～2 mL/(100 g · min)。$PaCO_2$ 40～60 mmHg 时脑血流变化最大，$PaCO_2$ 70～80 mmHg 时 CBF 增加较小，说明脑血管扩张已达极限，自动调节机制已丧失。

低碳酸血症的缩血管作用为脑血管所特有。$PaCO_2$＜25～20 mmHg，脑血管不再进一步收缩，严重的过度通气可导致脑缺氧（CBF 减少，pH 上升，氧离曲线左移，氧释放困难）。术中利用降低 $PaCO_2$ 来降低颅内压，应保持 $PaCO_2$ 25～30 mmHg，最好为轻度低碳酸血症，$PaCO_2$ 30～35 mmHg。若 $PaCO_2$＜25～20 mmHg，则无缩血管作用且副作用增加。

六、血管内阻力对脑血流的影响

血管内阻力主要由血液黏度构成，血液黏度又主要取决于血细胞比容（Hct），Hct 正常值为 40%～45%。血细胞增多，高血红蛋白时，血液黏度增大，可导致 CBF 减少。如原发性红细胞增多症、法乐氏四联症患者，Hct 和 Hb 显著增高，血液黏度明显升高，血管内阻力增加，CBF 减少，血液淤积和血流缓慢使脑血管阻力进一步增加，CBF 明显减少。反之血液稀释，使 Hct 降低至 30％～35％和 Hb 100～120 g/L，血管内阻力明显降低，可改善 CBF 而获得理想的氧运输水平。

第三节 颅内高压及其病理生理改变

一、颅内压正常值及颅内高压的定义

颅内压（ICP）是指颅脑内容物（脑组织、脑血流和脑脊液）对颅腔壁上所产生的压力。一般以侧脑室内、小脑延髓池和腰段蛛网膜下腔所测得压力来表示。近年来，可利用颅内压监测仪测定 ICP。

颅腔内容物：

- 脑组织：80％～85％（脑组织体积 1 150～1 350 cm^3，平均 1 250 cm^3）
- 颅内血容量：5％～8％，共 100～150 mL（单位时间内贮留在脑血管内的血容量为 75 ml，但脑灌注血流量占颅腔总容量的 3％～7％）
- 脑脊液：7％～10％（脑脊液在脑室、脑池和颅内蛛网膜下腔的量成人 75～150 mL，占颅腔容积的 5.5％）

ICP正常值
- 成人：平卧平均 10 mmHg(8～18 cmH_2O)
  直立时坐位腰穿 35～45 cmH_2O
- 儿童：3～7.5 mmHg(4～9 cmH_2O)
- 新生儿：0.8～1.1 mmHg(1.0～1.5 cmH_2O)

近年用颅内压监测仪测定 ICP，正常人平均为5～15 mmHg。

ICP ＞15 mmHg(20 cmH_2O)为颅内高压；

＞30 mmHg 预后不良；

＞50～90 mmHg 救治极难；

＜3.8 mmHg(5.0 cmH_2O)为低颅压。

颅内高压的临床分类：

正常：5～15 mmHg；

轻度增高：16～20 mmHg；

中高增高：21～40 mmHg；

重度增高：＞41 mmHg。

临床上以 ICP≥20 mmHg 为进行降颅压治疗的界值。

二、颅内压的生理调节

(一)脑组织容积

脑组织容积包括脑组织、脑细胞内液和脑细胞外液的含量。

正常时变化较小，只有在病理条件下如颅内占位、脑水肿、脑肿胀可致ICP增高，严重时可发生脑组织移位（脑疝）。

慢性ICP增高可致脑组织萎缩。

（二）脑血流量和脑血容量

脑血流量（CBF）占心输出量的12%～15%，高灌注和高代谢是脑循环的特点。脑血容量（CBV）是脑内动脉与静脉血容量之和，CBF和CBV的改变是ICP增高的主要因素。脑内没有淋巴系统，静脉是唯一的血液出口。脑静脉内没有瓣膜，脑静脉不与动脉伴行。正常时维持脑组织最低代谢所需要的脑血流量为32 mL/(100 g・min)，一般正常脑血流量应在54～65 mL/(100 g・min)，全脑血流量为700～1 200 mL/min。即全脑血流量维持在400 mL/min时，脑全血流量在45 mL/(100 g・min)以上。脑血容量（CBV）可被压缩的容量占颅内容积的3%左右。

（三）脑血管的自动调节（已予前述）

脑血管的自动调节也称肌性调节，与颅内压关系密切，是指MAP在一定范围内波动时（MAP 70～150 mmHg或CPP 50～150 mmHg），脑循环容量随血管的阻力的变化而变化，以维持CBF的相对恒定。当MAP＞160 mmHg，脑血管自动调节作用丧失，CBF随血压升高而升高，可产生脑水肿和ICP升高；当

MAP＜60 mmHg，CBF 降低可出现脑缺氧。另外，CBF 与 $PaCO_2$ 成正相关，与 PaO_2 成负相关，即化学调节。

$PaCO_2$ 升高或下降 1 mmHg，CBF 增加或减少 1～2 mL/(100 g·min)，$PaCO_2$ 升高或下降 2 mmHg，引起血管直径扩大或缩小，CBF 可增加或减少 10%。$PaCO_2$＜25 mmHg，这种作用显著减弱。

低氧是一个强力血管舒张因子，PaO_2＜60 mmHg，CBF 明显增加。

（四）脑脊液容量

脑脊液（CSF）主要由脑室内的脉络丛分泌，与脑内细胞外液相通。CSF 容量取决于 CSF 生成速率和重吸收率。脑脊液每天生成 500～600 mL（0.35～0.4 mL/min）。正常成人的脑脊液总量为 140～180 mL，其中侧脑室 30～40 mL，第三、四脑室 25～30 mL，蛛网膜下腔 55～65 mL。脊髓蛛网膜下腔 10～15 mL，终池 20～30 mL。每分钟有 0.25%的脑脊液容量被新形成的脑脊液所替代，5～7 h 脑脊液更换一次，每天更换 3～4 次。脑脊液的产生与脑灌注压成正相关，而与颅内压升高呈负相关。脑灌注压（CPP）＞70 mmHg，颅内压（ICP）升至 20 mmHg，对脑脊液的产生无明显影响。当 BP 下降伴 ICP 下降引起脑灌注压下降＜70 mmHg 时，CBF 及脉络丛血流量下降，可使 CSF 分泌下降。CSF 的吸收主要通过蛛网膜粒到静脉窦，吸收速度取决于蛛网膜下腔与静脉窦的压力差。当ICP下降<5 mmHg时，几乎没有脑脊液吸收；ICP>5 mmHg，吸收量与压力成正比。ICP升高吸收加快，同时一部分CSF因颅内压增高被挤出颅腔到脊髓蛛网膜下腔。CSF的调节有限，若全部CSF被挤出颅腔，也只能使颅腔体积缩减8%～10%。

（五）脑组织的缩减

在颅内容的三要素中，脑组织虽然占80%～85%，但其不能被压缩，脑容积与颅容积之间只有8%～10%的空间。一旦空隙<8%，如血肿>70 mL或脑体积增大5.3%时，脑组织的一部分最终被挤向生理的腔隙而形成脑疝。

（六）颅内容量（体积）/压力的关系

体积/压力曲线即在颅内体积增长的初期，通过CSF和CBF下降的代偿作用，ICP升高不明显，随着颅内容量的增多，颅内压升高逐渐明显，当颅内容物的体积发展到一个临界点，大于此点，即使颅内体积只是发生了很小的变化，ICP也会明显增大，即一旦出现颅内高压的症状，则病情可加速发展，在短期内出现颅内高压危象。

三、颅内高压的病因

（一）脑组织体积和重量的增加

最常见的因素为脑水肿，可由脑损伤、炎症、缺血、缺氧及各种中毒等原因所致。

（二）颅内血容量增加

CO_2上升所致高碳酸血症、严重脑外伤、动静脉畸形等引起急性脑血管扩张。

（三）脑脊液量增多

分泌过多或吸收障碍，脑脊液循环通路阻塞，如蛛网膜粘连后交通性脑积水，第四脑室闭锁症等。

（四）颅内占位性病变

颅内肿瘤、脓肿、血肿等。

（五）其他

严重呕吐、咳嗽及躁动可使ICP暂时性骤升至100 mmHg。

四、颅内高压的危害——造成生理功能紊乱

生理功能紊乱
- 脑血流和脑灌注量减少
- 脑水肿
- 脑疝
  - 小脑幕切迹疝(颞叶沟回疝)
  - 枕骨大孔疝(小脑扁桃体疝)
- 库欣反应——心动过缓、呼吸慢,血压升高(二慢一高)
- 脑内出血
- 胃肠功能紊乱
- 肺水肿

五、颅内高压的临床表现

临床表现
- 头痛——脑血管或硬脑膜受牵拉所致或局部缺血。疼痛主要为弥漫性钝痛,晨起好发,呈阵发性或持续性头痛阵发性加剧,常伴有喷射状呕吐
- 呕吐——一般与饮食无关,呈喷射状,呕吐前无恶心
- 视神经乳头水肿——轻度→重度→神经萎缩
- 瞳孔变化——一侧散大或双侧散大
- 意识障碍——烦躁、淡漠、迟钝→嗜睡→昏迷
- 库欣征——心率慢、呼吸慢、血压高(二慢一高)
- 昏迷——心率快→呼吸不规则→血压下降→心跳停止

全麻手术中颅内高压主要表现为血压增高，心率减慢，硬脑膜膨胀，张力大，剪开硬脑膜后脑组织张力高，有向外涌出倾向，严重时可出现急性脑膨出。

六、术中降低颅内高压的基本措施

（一）维持血压平稳，避免高血压

平稳的麻醉诱导，适当的麻醉深度，保证稳定的颅内血液灌注，避免高血压或血压大幅波动，必要时可用控制性降血压，维持 MAP 60～80 mmHg。

（二）适当限制入量，避免低渗液输注

主要限制日需量，其他入量根据出血量、不显失水和禁食失水的量计算补液，在维持循环稳定的基础上，适当限制入量。

（三）选择体位，避免回流障碍

手术床的背段和头段抬高 15°～20°，以降低静脉压和利于静脉回流。头架固定时防止颈项过度前屈或扭转，注意气道压的变化，气道压升高不宜大于 25 cmH_2O，否则应调整头架的角度。头架固定后常规气管内吸痰，观察气道通畅情况以及颈静脉回流是否受阻，无异常后固定好头架及气管导管。

(四)保持呼吸道通畅,避免 CO_2 积蓄

保持呼吸道通畅,并维持轻度过度通气,加强抗胆碱能药物使用,如长托宁 1 mg 静注,必要时合用阿托品 0.5 mg,以增强效果,保持呼吸道干燥。

利用 $PaCO_2$ 下降脑血管收缩而降低颅内压时,调节呼吸机参数,维持 $PaCO_2$ 30～35 mmHg,ICP 可下降 20%,但不宜＜25 mmHg。避免过度通气氧解离曲线左移所致的释氧量降低。$PaCO_2$＜20 mmHg 可产生脑缺血、缺氧。

(五)脱水利尿

减少脑组织的含水量是降低颅内压治疗脑水肿的重要措施之一。

1. 甘露醇

为渗透性利尿药,静脉注入后血浆渗透压上升,与脑组织间产生渗透压梯度,使脑组织间隙的水向血管内移动,经尿排出,并可减少脑脊液的生成。用量 0.25～1.0 g/kg 快速静滴,15 min 起效,30～45 min 作用达高峰,4～6 h 可重复一次。术中可在开颅前使用,或开颅后酌情使用。(若 BBB 受损,甘露醇可进入脑组织,不能形成渗透梯度,则不能发挥脑组织脱水作用。)

注意:(1)大量利尿后注意有效血容量的维持和血 K^+ 的变化;(2)甘露醇入血可出现短暂的血容量增多,

心衰病人慎用;(3)反复使用后其脱水作用减弱,并有反跳现象;④过量使用致血浆渗透压>320 mOsm/L,可造成肾功能损害。

2. 呋塞咪(速尿)

作用于肾小管髓袢,干扰水、电解质重吸收而发挥利尿作用,使脑和全身脱水,可用于心衰病人。用量20～40 mg(0.5～1.0 mg/kg)静注,与甘露醇合用效果更好。注意循环容量和补 K^+。

(六)皮质激素

具有保护细胞溶酶体膜、降低血管通透性、抗炎等作用。可的松、地塞米松(氟美松)可降低脑脊液的生成,其中地塞米松可降低50%,常用0.5～1 mg/kg 静注。

(七)麻醉用药

1. 丙泊酚

呈剂量相关性抑制 CBF 和脑氧耗,且对脑缺血和再灌注损伤有防治作用,能降低 MAP 和 CPP,常用于颅脑手术的麻醉诱导和维持。大量快速静注用药可使血压下降,故应缓慢静注。

2. 依托咪酯

呈剂量相关性降低 CBF、脑代谢耗氧量($CMRO_2$)和 ICP,诱导用药对循环功能影响轻微。

3. 大剂量硫喷妥钠(SP)

5～10 mg/kg 静注，SP 脂溶性高，易透过血脑屏障（BBB）使脑血管收缩，CBF 下降 48％左右，ICP 下降 50％左右。

（八）低温

降温通过降低 $CMRO_2$，对防止脑水肿的发展和降低 ICP 有积极作用。方法：以头部为重点的全身降温至 32～34℃即可。将冰袋放于双侧颈动脉、腋动脉和股动脉处。降温过程中应加深麻醉预防寒战，降温不宜＜30℃，尤其不宜低于 28℃，以防心室纤颤发生。

（九）脑室引流

幕上巨大肿瘤或颅后窝肿瘤 ICP 显著增高时，为预防麻醉诱导或术中发生脑疝，可在术前钻孔引流预防颅内高压的发生。

第四节 血脑屏障

人体生命的活动需要一个稳定的内环境，这主要指细胞周围的体液环境，包括体液的量和质的平衡及酸碱度、血气、渗透压、温度等的平衡，而中枢神经元的正常活动更需要一个稳定的内环境，这种稳定的实现有赖于血液和脑之间存在一种保护性屏障即血脑屏障

(blood brain barrier,BBB)。

包括①血—脑屏障:由脑毛细血管与软膜—胶质膜构成。②血—脑脊液屏障:位于脉络丛和软膜之间。③脑脊液和脑屏障:由脑表面的软膜和室管膜构成。

BBB可以维持脑内环境稳定,保证中枢神经系统正常活动并能根据脑内各种需要作用于相应的控制系统。

一、血脑屏障的解剖学特点

BBB的结构基础是脑毛细血管的内皮细胞。

脑内毛细血管数量极多,排列起来毛细血管的表面积为240 cm^2,有利于O_2和CO_2在血脑之间进行快速交换。脑组织的毛细血管与其他组织的毛细血管不同,这些毛细血管与内皮细胞之间连接十分严密,形成一个相当完整的表面。而一般组织的毛细血管内皮细胞之间有一定的空隙,并有很多起胞饮作用的囊泡,故很多物质通过这种渠道在血管内外进行转运,而脑毛细血管内皮细胞间这类囊泡则很罕见。脑的毛细血管内皮细胞不含收缩蛋白,无收缩能力,而其他组织中的毛细血管内皮细胞可收缩,使体积变小,从而加宽细胞间隙,使通透性增加。

二、血脑屏障的生理、生化特点

(一)被动扩散

物质跨越BBB受渗透压、静水压、电化学性、脂溶性、溶质分子半径、脂膜的有效孔径和血管壁的物理状态等因素影响,脑毛细血管的有效孔径为14～18 Å,物质分子直径<18 Å才有可能扩散通过脑毛细血管内皮细胞。BBB对水和O_2、CO_2能自由通过,对水溶性非电解质分子和自由扩散离子是相对不通透的。脂溶性的非离子型化合物对膜脂质亲和力极大,容易入脑,如巴比妥、氯胺酮、利多卡因。因蛋白质不能通过BBB,因此,即使是小分子脂溶性极高的物质一旦与血浆蛋白结合也不能扩散入脑。脑毛细血管内皮细胞紧密连接处带负电荷,因此,碱性物质、带正电荷或无电荷的物质比带负电荷的物质更易透过BBB。

(二)主动转运

主动转运是BBB转运的重要途径,需要细胞膜上的酶蛋白作中介,要耗能和逆浓度差。如能为主动转运提供能量的有Na^+-K^+-ATP酶、Ca^{2+}泵、Mg^{2+}泵等。CSF中K^+、Na^+、Ca^{2+}、Mg^{2+}的含量明显不同于血浆,且血浆中浓度的改变对这些离子在CSF中的浓度无影响。这些离子进入CSF中的速率取决于CSF

中的浓度。在血—脑脊液和脑脊液—脑之间均有活跃的离子泵，可将物质转送入脑或转送回血液。

三、血脑屏障的功能

BBB是生命活动进化和完善的必然结果，越是高级的动物BBB的效能越高。

1. 维持脑内环境稳定

是保证CNS发挥正常生理功能的先决条件。BBB交换系统的调节取决于脑内环境和CNS活动的变化，而不受血液中物质浓度的影响，从而保证脑内环境稳定。如脑脊液内的蛋白含量仅为血浆中的0.4%，说明BBB有效地阻止了大分子进入CNS。

2. 保证神经元的正常活动

神经元的功能有赖于BBB主动形成的离子梯度。CNS许多化学递质作为数十亿神经元联系的化学信使（乙酰胆碱、多巴胺、去甲肾上腺素、5-羟色胺、γ-氨基丁酸等）的平衡有赖于BBB功能的完善，否则可影响神经信息传递。脑毛细胞血管内皮细胞还具有独特的酶系统，如单胺氧化酶可阻止单胺类物质透过BBB，保证脑神经介质的稳定。

3. BBB在神经药理学中发挥作用

脑毛细血管内皮细胞独特的酶系统对作用于CNS的药理起重要作用，如γ-氨基丁酸是CNS重要的抑制递质，但它不能通过BBB而被内皮细胞的γ-氨基丁酸转氨酶变成琥珀酸而失活。脑缺氧、缺血、脑血管自动调节障碍等因素可影响 BBB。

四、麻醉管理和血脑屏障

(一)全麻药物

全麻药物对 CNS 产生作用的先决条件是药物必须通过 BBB 入脑—脑组织外液,并达到一定临界浓度。全麻药通过 BBB 的能力符合 pH 分配理论原则,N_2O、氟烷、恩氟烷、异氟烷、氯胺酮、SP、依托咪酯具有较大的血/脑分配系数 P 值,易透过 BBB,故起效极快。

(二)术中影响因素

在麻醉状态下 BP 突然升高,可引起 BBB 功能障碍,尤其对高血压、代谢性疾病、动脉硬化、脑血管疾病、颅脑外伤和颅脑疾病的人,麻醉中应力求血压平稳。控制性降压中脑血管扩张、CBF 下降可影响 BBB 功能,故降压和升压应缓慢。

(三)脑复苏与 BBB

脑血流中断后脑组织贮存的能量在 4～5 min 内全部耗尽,使脑组织的全部耗能反应中止,K^+ 进入细胞外,Na^+ 和 H_2O 进入细胞内可致细胞水肿,无氧代谢增强可导致乳酸酸中毒。脑组织缺血缺氧致释放溶血管物质(游离脂肪酸、前列腺素 E_2 和自由基)使 BBB 功能损害,复苏后 BBB 破坏是 BP 上升和 CO_2 上升对 BBB 作用的结果。脑毛细血管对缺氧耐受性极强,夹闭脑血管 1h,脑血管通透性无增加,仅在有 CO_2 升高性缺氧时才对 BBB 产生不良影响。因此,复苏中除降温、降低 ICP 外,应严防呼吸道不通畅、通气功能不良所导致的 CO_2 升高和缺氧,使 CNS 功能尽快恢复。

(四)颅脑损伤对 BBB 的改变

通透性升高是 BBB 功能改变的重要表现,与创伤轻重有关。轻型、中型颅脑损伤表现为 BBB 对 H_2O 和 Na^+、K^+ 等小分子的通透性升高而产生局限性脑水肿,可持续到伤后数月;严重颅脑损伤时,BBB 对大分子物质的通透性升高,伤后 3 h 开始,6 h 达高峰,使血浆蛋白、H_2O 进入脑实质导致血管源性脑水肿,同时使脑微血管内皮细胞上存在的多种受体如 α 受体、β 受体、5-羟色胺受体、组胺受体构型改变,影响膜流动性和通透性。脑毛细血管内皮细胞存在多种酶系统,如 γ-氨基丁酸转氨酶、单胺氧化酶、多巴脱酸酶、乳酸脱氢酶等,这些酶是 BBB 作用的一个方面,它能加强 BBB 效能,颅脑损伤时这些酶活性下降,可严重影响 BBB 功能。

五、血脑屏障与脑水肿

BBB被破坏所致的直接改变是中枢神经系统水肿。脑细胞内液或/和细胞外液容量增加称脑水肿。BBB功能障碍同脑水肿的发生发展密切相关。

(一)脑水肿分类

一般分四种。

1. 血管源性脑水肿

由于疾病或病灶致BBB损害的结果,脑毛细血管通透性增加,是导致细胞外间隙水肿形成的主要原因。特点:脑内细胞外液容量增加,水肿以白质为主,灰质细胞容积增加,白质细胞外间隙扩大,细胞成分以星形细胞的变化最突出,水肿组织的 H_2O、Na^+、K^+ 和 Cl^- 含量增加,血 K^+ 无变化或下降。水肿液含一定量的白蛋白和球蛋白,类似血浆过滤液。

2. 细胞毒性脑水肿(缺血性脑水肿)

主要发生于脑缺血、缺氧和中毒性损伤,如脑病、中风、心跳骤停和中毒。机制:细胞膜能量依赖性 Na^+-K^+-ATP泵障碍,使 H_2O 和 Na^+ 在细胞内蓄积。特点:水肿液主要聚积于细胞内即细胞水肿,BBB完整,但血液中的蛋白质不能渗出脑组织,所以水肿液不含蛋白,而 Na^+ 和 Cl^- 含量增加,类似血浆超滤液,水肿部位随病因不同而不同。

3. 渗透性脑水肿

当脑胶体渗透压大于血浆 COP，水入脑，出现脑细胞毒性水肿，由渗透压改变引起。脑水肿的发生常与血浆 COP 下降的速度有关，如 COP 急速降低时易出现，常见病因为水中毒、血糖水平迅速下降等。当 BBB 功能丧失时，不能形成渗透梯度就不会形成渗透性脑水肿。

4. 间质性脑水肿

当阻塞性脑积水，脑室过度扩大造成脑脊液(CSF)—脑屏障碍破裂，CSF 进入脑组织并向白质的细胞外间隙蔓延致非血管性脑水肿，即间质性脑水肿。水肿主要发生在脑室周围白质。水肿液为脑脊液，由于液体静水压的作用可使白质萎缩。

(二)BBB 与脑水肿的发生、发展

脑水肿是一种病理状态，其真正原因为 BBB 功能障碍。第一阶段为脑血管功能紊乱，脑毛细胞血管和静脉麻痹性扩张导致脑体积增大。第二阶段为脑组织代谢紊乱。血液淤滞引起脑组织缺氧，细胞代谢障碍，代谢产物堆积，能量供应下降，Na^{+} 进入细胞内，Cl^{-} 和水进入细胞内引起细胞肿胀，以星形胶质细胞肿胀为主造成脑体积增大进而导致颅内压增高。脑静脉回流受阻，淤血导致组织缺氧引起 BBB 功能进一步损害，加重脑水肿，最后可导致脑组织移位(脑疝形成)。

第三章　癫痫手术的麻醉

近年来,新的抗癫痫药物不断出现,监测技术的发展,外科手术技能和设备的进步,以及麻醉技术的提高,极大地促进了难治性癫痫外科手术治疗的发展。癫痫外科手术有其独具的特殊性,对麻醉医师来说是一种挑战。

第一节　颅脑外科手术麻醉的基本原则

癫痫手术麻醉虽有其特殊性,但颅脑外科手术麻醉的基本原则是相同的,必须遵守。基本原则:完善的术前准备;平稳的麻醉诱导与维持;维持心血管系统稳定和良好的脑灌注;维持呼吸道通畅和良好的呼吸功能;维持内环境平衡;控制颅内压;术后尽快平稳地清醒。具体实施中特别强调以下几点。

一、维持心血管系统稳定和良好的脑灌注

（一）注意纠正术前和术中易造成血容量不足的各种因素

1. 术前进行脱水治疗或术前有呕吐、腹泻、发热、出汗、出血等病情所造成体液的丢失。

2. 术前准备如禁食所致的失液，成人 24 h 的日需量一般约为 2 500 mL，禁食按 8～10 h 计算，禁食失液约 800～1 000 mL。

3. 麻醉药物所致的血管扩张，目前所用的麻醉诱导药均可使血管扩张，造成有效血容量不足，BP 下降。

4. 术中出血、利尿脱水所致的容量不足或补充不足等。

（二）维持循环系统平稳的措施

1. 建立良好的输液通路（中心静脉或/和外周静脉，一般需 1～2 条通路）。

2. 纠正已丢失液体量，及时补充术中失液和失血量，根据患者 Hb 和 Hct 备血球和血浆，必要时备凝血因子，维持循环稳定，术毕 Hb 和 Hct 维持在 100 g/L 和 30％为宜。

3. 开颅前补足血容量，避免开颅后因代偿性颅压增高所致的血压增高作用消失，而引起血压骤降。

4. 加强血流动力学监测。在 BP、MAP、HR、CVP、Hct、Hb 和尿量等的密切监测下进行输液、输血，婴幼儿尤其是婴儿最好于手术开始就输血。

5. 注意适当的麻醉深度，避免伤害性刺激引起的血压波动。

二、保持呼吸道通畅，维持良好的换气和通气功能

1. 术前给予抗胆碱药，保持呼吸道干燥。

2. 尽可能采用钢丝导管经鼻气管内插管，固定牢靠不易脱落和扭曲，利于呼吸道通畅。

3. 充分给氧（维持 $PaO_2 \geqslant 150$ mmHg）和预防 CO_2 蓄积（$PaCO_2$ 30～35 mmHg），呈轻度过度通气状态。

4. 上头架后常规吸痰，检查呼吸道是否通畅，防止颈部过度屈曲。术中移动头部位置时需注意观察，防止导管移位或脱落。

三、控制颅内压

颅脑手术中，麻醉医师要给术者创造一个“松弛”、“安静”的脑。

1. 平稳诱导，避免所谓快速诱导致患者呛咳、体动或血压波动，维持适当的麻醉深度和足够的肌松以

及平稳的血压，避免高血压而增加颅内压，必要时可行控制性低血压（MAP 60～80 mmHg）。

2. 手术床的头背段和头段抬高15°～30°，头颈部不宜过度屈曲，保持静脉回流通畅。

3. 轻度过度通气（$PaCO_2$ 30～35 mmHg），避免CO_2蓄积和过度通气（$PaCO_2$＜30 mmHg）。

4. 利尿脱水。20％甘露醇0.5 g/kg和/或速尿10～20 mg静注。

5. 选择可降低颅内压的麻醉药，如硫喷妥钠、丙泊酚、芬太尼、舒芬太尼、瑞芬太尼、七氟烷、异氟烷等。

6. 在维持有效血容量的基础上适当控制输入量，以控制日需量为主。

7. 糖皮质激素如地塞米松10～20 mg静注。

四、颅脑手术中的输液输血

由于脑组织血脑屏障（BBB）的存在，颅脑疾病和手术所致的BBB的破坏所带来的病理生理改变，使得神经外科手术的术中输液一直存在争议。

（一）BBB和水电解质的跨膜移动

水、电解质在毛细血管壁的跨膜移动的速度和量取决于毛细血管的通透性及毛细血管内外的胶体渗透压（COP）差和静水压差。毛细血管壁为半透膜，一般毛细血管对水和无机离子如Na^+、K^+和Cl^-可以自由通过，而大分子蛋白质不能通过，故血液内 COP 虽小但在维持血管内容量中起重要作用。而脑组织的毛细血管内皮细胞相互紧密相连，与基质和胶质细胞一起构成相对致密的 BBB，内皮细胞结构紧密，其间的有效孔径为 7 Å，水可以自由通过，而 Na^+、K^+ 的通过则不易，对甘露醇、白蛋白则完全阻止其通过。故对 BBB 来讲，一些晶体物质（Na^+、K^+、Cl^-）和胶体物质均为有效渗透分子，其浓度梯度的变化可引起水的转移。

（二）颅脑外科手术病人的液体选择

液体的选择要考虑到脑组织和机体全身两方面，既要保证机体有效血容量的维持和组织灌注，又要减轻或不加重脑水肿。

1. 含 Na^+ 液体

Na^+ 为细胞外液的主要成分，它决定 90%～95% 细胞外液的渗透压和细胞外液的量（在一定程度上 Na^+ 的浓度反映了体内的水量）。由于 BBB 对 Na^+ 的通透性很低，等渗 Na^+ 盐不会很快透过 BBB 到组织间隙，若输低渗溶液如乳酸林格液形成 Na^+ 的渗透梯度，水向渗透压高的方向移动，透过 BBB 而到脑血管外，进入脑细胞内造成细胞水肿；若输高渗溶液也形成渗透梯度，水向渗透压高的方向移动即造成细胞内脱水。对颅脑外科病人进行输液可选用含 Na^+ 的胶体液，其目的是吸收血管外细胞外液的水向血管内转移，在增加有效循环的同时达到一定程度的血液稀释，提高组织灌注。目前，手术室中常用的晶体液有 0.9% NaCl 液（生理盐水），实际含 Na^+ 154 mmol/L 和 Cl^- 154 mmol/L，Na^+ 和 Cl^- 的含量都高于血浆中的含量，大量输注后血浆 Cl^- 含量增高，可发生高氯性酸中毒；同时，溶液内不含血浆中其他的电解质成分，pH 仅 5.0，故生理盐水并不“生理”。乳酸林格液是临床上常用的晶体液，其含 Na^+ 130 mmol/L、K^+ 4 mmol/L、Ca^{2+} 3 mmol/L、Cl^- 109 mmol/L、乳酸 28 mmol/L。其中，乳酸根必须经肝脏代谢转化为碳酸氢钠（$NaHCO_3$）才能被机体利用，故肝功不良和休克状态的患者不宜使用。另外，乳酸林格氏液的渗透压仅为 273 mOsm/L，同时它的 pH 为 6.5，为酸性低渗液，输注后易发生或加重脑水肿，故颅脑外科患者不宜采用。目前，复方醋酸钠平衡液如勃脉力 A、乐加等等渗溶液较适合于颅脑手术患者。

复方醋酸钠溶液（商品名勃脉力 A）的电解质含量非常接近血浆中的电解质含量，Na^+ 130 mmol/L，K^+ 4 mmol/L，Ca^{2+} 3 mol/L，Cl^- 109 mmol/L，醋酸根 27 mmol/L，渗透压 294 mOsm/L，为等渗液，pH 7.4，是所有晶体液中 pH 最接近血浆的溶液。用醋酸根代替乳酸根的优点：醋酸在体内大部分经各器官和肌肉代谢，仅有一小部分经肝脏代谢，因此，机体对醋酸的利用比乳酸更快，发挥其缓冲的作用，可用于休克或新生儿或肝功不良的患者；醋酸能完全溶于水，它的溶解性

比 $NaHCO_3$ 的溶解性高 10 倍;醋酸是一种血管扩张剂,并有轻度的利尿作用。总之,它成分接近生理状态更易被机体利用,等渗,pH 适中,因此,更适合在颅脑手术中使用。

钠钾镁钙葡萄糖注射液(商品名乐加)也是一种复方制剂,其主要成分 Na^+、K^+、Ca^{2+}、Mg^{2+} 的含量与血浆电解质相近,也含有醋酸根,并含有 1% 的葡萄糖,为术中补充功能性细胞外液的晶体溶液。由于它属等渗液,也适用于颅脑外科手术的病人,而高血糖、高血钾患者需慎用。

另外,临床上常用的 5% 葡萄糖溶液有两点值得重视:首先,在应激状态下血糖常升高,再输入葡萄糖会加重高血糖并加重神经元的损害,故术中一般不宜输葡萄糖液;若有低血糖则可适量输注,同时应加强血糖的监测,并将其控制在 <8.0 mmol/L。其次,葡萄糖代谢后,溶液呈纯水低渗,水可透过 BBB 进入细胞内而加重脑水肿。

2. 胶体液

颅脑手术中为维持有效循环血量选择人工胶体是非常必要的。胶体溶液扩容效果好,可增加血容量和心输出量,有效改善微循环,减少组织水肿。羟乙基淀粉可改善毛细血管渗漏,适用于颅脑手术。大量输注胶体液对凝血功能有一定的影响,其中万汶(6% 中分子羟乙基淀粉 130/0.4)影响较小。输注人工胶体时还应注意预防过敏反应,不同种类的人工胶体过敏反应的发生率各不相同。文献报道，过敏反应发生率明胶为1/3 000，右旋糖苷为1/4 000，白蛋白为1/10 000，万汶为1/20 000。

当BBB被破坏后，与机体其他一般毛细血管内外的体液移动取决于胶体渗透压不同，脑血管内外体液的移动主要靠血液总体渗透压（即胶体渗透压和晶体渗透压）。因此，颅脑手术中应选择等渗或略为高渗的液体及晶胶结合使用，避免低渗液和葡萄糖液的输注。

3. 血液制品

颅脑手术有时手术复杂，时间长，出血量较大，应根据病情及时补充。输血目的：①补充有效血容量。②补充具有携氧能力的红细胞，Hb≥100 g/L，Hct≥30％一般不需要输红细胞；Hb 70～90 g/L，Hct 22～25％应视全身情况、病情和手术难度决定输血或暂不输血；Hb＜70 g/L，Hct＜21％应输注浓缩红细胞。③补充凝血因子。出血量＞1 500～2 000 mL或PT、APTT大于正常的1.5倍应输注一定量的新鲜冰冻血浆（FFP），FFP几乎含有正常血浆中全部凝血因子的活性、白蛋白和免疫球蛋白，至少含有新鲜血浆中70％的凝血因子Ⅷ。FFP输入量10～15 mL/kg才有效。出血量≥2 500 mL（血容量的50％～60％），除输新鲜冰冻血浆外还应补充冷沉淀（含约一半全血中的凝血因子Ⅷ和纤维蛋白原），用量最少1 U/10 kg，纤维蛋白原减少≤1 g/L可补充纤维蛋白原10～20 g；出血量＞3 000 mL（血容量的60％以上）或血小板（PLT）

$<5\times10^9/L$，应补充PLT。当有大量渗血（凝血障碍）时，只要怀疑有PLT减少就应该输注PLT。肝功不良或凝血因子减少、预计术中可能会大出血的患者可提前输注一些凝血因子。

第二节　癫痫手术麻醉的特点

癫痫是中枢神经元出现的一种特殊的过度放电所造成的病变。癫痫手术作为一种功能性神经外科手术，术中不仅要进行多种电生理监测，而且要为癫痫手术病人提供围术期保护，为此麻醉处理确有它的特殊性。

一、癫痫手术病人的特点

1. 需外科治疗的癫痫病人多为经过长期药物治疗而效果不佳者，为难治性癫痫患者，应注意抗癫痫药物所致的不良反应。

目前的抗癫痫药物几乎都是作用于细胞膜的，而细胞膜是人体的功能单位，改变细胞膜的功能必然引起人体功能的紊乱，出现药物不良作用。抗癫痫药物主要包括苯妥英钠、苯巴比妥、扑米酮、卡马西平、氯硝西泮、丙戊酸钠、地西泮等，较好的药物有加巴喷丁、拉莫三嗪和托吡酯等。

大多数抗癫痫药物通过肝脏代谢，因此，长期应用肝肾功能常受影响。如长期使用苯妥英钠可引起牙龈增生、牙列不齐，可能造成气道管理困难；卡马西平可引起 QT 间期延长及抑制造血系统（粒细胞减少或再生障碍性贫血等），极少数病例可引起心脏毒性；丙戊酸钠可能导致血液全细胞下降、血小板减少和血小板功能异常，以及纤维蛋白原降低等。

(1)癫痫药物的不良反应大体可分以下三种情况

①一般性不良反应：消化系统症状有恶心、呕吐、腹痛、腹泻等；神经精神系统表现为嗜睡、手足麻木、头晕、头痛、手抖动等；与美容有关的有脱发、体型变化；血液系统表现为短暂性白细胞计数减少、血小板计数减少、凝血机制损害等。但这些反应多为短暂性的，对患者机体和麻醉的影响不大。

②较重的不良反应：如癫痫性精神分裂样精神障碍，精神病与癫痫发作交替出现，或精神行为异常等。

③最严重的为致死性不良反应，抗癫痫药物引起病死的原因主要有致死性心律失常、致死性肝细胞坏死致肝功能损害、急性出血性坏死性胰腺炎、血液系统损害等。癫痫病人在大发作过程中，发生猝死者比正常人群高 5 倍。

上述不良反应中最值得麻醉医师重视的是心律失常和严重的肝功能不良。另外，有研究报告指出，癫痫与丘脑功能异常相关，癫痫猝死是慢性癫痫患者最重要的癫痫相关直接死因。故术前对癫痫病人心血管功能、心血管并发症、肝功能和凝血功能情况要特别关注。

(2)麻醉药和抗癫痫药物的相互作用

长期大量应用抗癫痫药物,尤其是服用苯妥英钠和苯巴比妥的患者,由于激活了可以加速肝脏生物转化的肝微粒体酶,可导致麻醉时肌松药、阿片类药物和巴比妥类药物用量的增加。即苯妥英钠增加非去极化肌松药和芬太尼的需要量,同时可引起血细胞降低、低血压、心动过缓、心律失常等副作用。

2. 频繁的癫痫发作尤其是大发作,可引起严重的缺氧性脑损害、严重的智力障碍、认知和行为改变等,使病情复杂化。

3. 癫痫多见于小儿,不易合作,增加麻醉难度。小儿有其特殊的生理特点,应区别对待。

4. 围手术期既要控制癫痫的发作,又不能影响致痫灶的活性,尤其在术中需不断调整给药剂量以保证致痫灶现样波的检出和手术的进行。

5. 术中电生理监测方法多样,不同的监测方法、不同的手术方式对麻醉技术要求各异。

6. 涉及脑功能区的手术尤其是语言功能区的手术,术中要求唤醒麻醉,麻醉技术难度更大。

二、麻醉前准备

1. 认真进行术前访视。了解癫痫发作的临床特征、肝肾功能、血象等全身情况，与患者和/或家属沟通，说明麻醉过程与风险。对局麻下手术的患者，特别对术中需唤醒的患者更应加强交流，得到患者的信任与合作，并与电生理监测医师沟通，在术中监测期间互相配合。

2. 停用抗癫痫药物问题。对术中不需 ECoG 监测或电刺激的患者，术前和当日可以正常服用抗癫痫药，并可应用咪达唑仑镇静。术中需行 ECoG 监测者，应停用抗癫痫药物，对发作频繁者可逐渐停药或减量。

3. 纠正异常肝肾功能并维持内环境平衡。

4. 一般不用术前用药，特别紧张的患者可给予小量镇静药如咪达唑仑 1～2 mg 静注，1～2 h 后术中不影响 ECoG 的监测。需唤醒麻醉者术前 30 min 长托宁 1 mg 静注。

5. 围术期应随时预防癫痫发作，若术前癫痫发作可给予咪达唑仑 2～5 mg 或丙泊酚 50～100 mg 静注。手术当日大发作者，最好延期手术，抢救性手术与急诊例外。

三、麻醉选择与手术方式

(一)手术方式

由于癫痫手术的特殊性，麻醉选择及用药与手术方式密切相关。目前癫痫手术治疗大致分三种：

1. 癫痫灶(致痫灶)切除

切除有致痫灶的脑组织,即消除癫痫灶,如颞叶切除、脑皮质致痫灶切除、大脑半球切除和选择性杏仁核、海马切除等。

2. 阻断癫痫放电传播通路

破坏癫痫放电的传播通路,最常做的手术是胼胝体切开术和多处软脑膜下横纤维切断术(MST)。

3. 毁损和刺激手术

如脑立体定向核团射频毁损,电刺激迷走神经、皮层深部核团刺激、小脑电刺激等。

(二)麻醉选择

麻醉方式的选择虽与手术方式有关,但更多的是与脑电生理监测密切相关。按其监测的需要可分为以下四种情况:

1. 术中不需脑电图和电生理监测的手术,此类手术中简单短小的手术可选局麻,大手术则选全麻。

2. 术中需进行 ECoG 监测的手术,目前均在全麻下进行。

3. 术中需要 ECoG+电刺激者均选全麻。

4. 累及脑功能区的手术,术中不仅要监测 ECoG,电刺激,还需唤醒患者进行运动、感觉和语言功能配合。目前麻醉选择以全麻+术中唤醒为主,局麻已少见。

第三节 术中不同监测方法与麻醉的实施

根据脑电生理监测的需要分为上述四种麻醉方式，现对其具体的实施方案加以介绍。

一、术中不需要 ECoG 和电生理监测者

（一）局麻

对于能配合的成人，手术创伤小、时间短的钻孔颅内电极植入及立体定向术可在局麻下进行。

具体实施方案

1. 术前 30 min 阿托品 0.5 mg 或东莨菪碱 0.3 mg或长托宁 1 mg 肌注，入室后常规建立静脉通路和鼻导管或面罩给氧，监测 BP、HR、SpO_2和 RR。

2. 选用长效局麻药 0.25％～0.375％的布比卡因或罗哌卡因或 0.5％利多卡因与 0.25％罗哌卡因混合液分层局部浸润，局麻要完善。

3. 切皮前给予小剂量镇痛药，如芬太尼 25～50 μg，或舒芬太尼 2～5 μg 静注，小剂量丙泊酚 25～30 μg/(kg · min)泵注，或右美托咪啶 0.5 μg/kg 稀释至 20 mL 用微量泵10～15 min 内泵入为负荷量，再以

0.2～0.4 μg/(kg·h)的量为维持量泵注。小剂量镇痛、镇静药物的辅助以达到镇痛镇静而不影响呼吸和循环的平稳为原则。颅脑手术由于敷料覆盖头部,面部、口、鼻、呼吸道易被遮盖,在使用镇静、镇痛药辅助时,切不可过深,以 Remage 镇静评分 2 分为宜,即患者安静,呼之即应的程度,不宜使患者深度入睡,预防镇静过深。

4. 密切观察病情。预防由于手术刺激引起癫痫发作,并预防体动、恶心、呕吐等并发症的发生。

(二)全麻

术前经各种检查、诊断和定位明确,术中不需要再用 ECoG 监测来定位者,其手术主要有大脑半球切除术、胼胝体切开术,开颅骨瓣电极植入术等。这类手术虽然术中无需监测 ECoG,但手术创伤大,时间长,应选全麻。全麻的具体实施按一般颅脑手术麻醉的基本操作和原则进行即可。

二、术中需进行 ECoG 监测者

癫痫手术治疗需准确地切除致痫灶,而致痫灶切除的成功关键在于对致痫灶的精确定位,同时也决定着手术方式、切除范围和预后评估。目前,除术前头皮 EEG、CT、MRI、fMRI、PET、SPECT 以及 MEG 等检查外,术中 ECoG 监测仍是最常用、最精确的定位方法，而各种麻醉药及剂量均可影响 EcoG 痫样波的检出，故要求麻醉用药既要保留癫痫灶的活性又不消除也不激活病灶的活性，为 ECoG 监测和手术提供最佳状态。麻醉药物对 EEG 的影响已如前述，以下介绍具体实施方案。

1. 术前用药

长托宁 1 mg 术前 30 min 肌注或静注，术前不用咪达唑仑。入室后常规监测 BP、HR、ECG、SpO_2、尿量，建立外周静脉通路(一般在踝部)。

2. 麻醉诱导

丙泊酚 2～2.5 mg/kg＋2％利多卡因 2 mL(避免血管刺激痛而诱发癫痫)，顺式阿曲库铵 0.15～0.2 mg/kg、芬太尼 4～5 μg/kg 或舒芬太尼 0.5 μg/kg，顺序静脉推注 4 min 后经鼻或经口气管内置管接麻醉机机械通气维持。

3. 经锁骨下静脉或颈内静脉穿刺建立中心静脉置管，监测 CVP 及足背动脉置管行有创动脉监测。

4. 麻醉维持

选用丙泊酚、瑞芬太尼和顺式阿曲库铵三种药物，分别微泵输注或 TCI 全凭静脉麻醉维持。气管导管置入后于上头架时刺激强度大，麻醉需加深，通常丙泊酚 100～120 μg/(kg・min)、瑞芬太尼 0.3～0.5 μg/(kg・min)方可维持平稳的血压，切开头皮后减量。开颅后丙泊酚减至 50～60 μg/(kg・min)，瑞芬太尼减至 0.15～0.2 μg/(kg・min)，顺式阿曲库铵

0.15～0.2 μg/(kg·h)维持。

5. ECoG 监测时的麻醉调控

ECoG 监测时以调控丙泊酚的用量为主，开颅后剪开硬脑膜时首先停用丙泊酚 10 min，视硬脑膜是否有粘连，若硬脑膜无粘连，剪开硬脑膜后即可开始进行 ECoG 监测，将丙泊酚调节至 25～30 μg/(kg·min)维持；若硬脑膜有粘连不能立刻监测 ECoG，将丙泊酚降至 50 μg/(kg·min)维持，粘连分离完毕前 15 min，可将丙泊酚调节至25～30 μg/(kg·min)维持，一般不影响 ECoG 的监测。此时瑞芬太尼减到 0.1～0.15 μg/(kg·min)，顺式阿曲库铵不影响 ECoG 监测，其维持量可以不变。若在 ECoG 监测过程发现脑电波幅偏低，可再将丙泊酚停 10 min，再以 25 μg/(kg·min)维持。监测定位完毕，开始行致痫灶切除，立即经静脉推注丙泊酚 50～100 mg，同时将丙泊酚调节至 60～80 μg/(kg·min)、瑞芬太尼 0.15～0.2 μg/(kg·min)维持麻醉并手术。当切除病灶后需再次监测 ECoG 以确定是否还有致痫灶时，需再次停用丙泊酚 10 min，重复上述步骤。确定不再监测 ECoG 时，加深麻醉维持至术毕。

6. 缝皮前给予舒芬太尼 5～10 μg 静注(或芬太尼 50 μg)以弥补瑞芬太尼停药后镇痛作用消退过快所致的不良反应。术毕给咪达唑仑 2～3 mg 以预防癫痫发作。

7. 术毕送恢复室，不用任何拮抗药，让患者自然清醒，呼吸循环平稳后拔除气管导管，病情不允许拔管者带管送往ICU。

三、术中需要行ECoG+电刺激监测者

涉及脑功能区的癫痫手术，除了要精确定位致痫灶外，还要鉴别大脑功能区，在最大限度切除致痫灶的同时保护功能区，避免神经功能的损伤。术中不仅要进行ECoG监测，还需要以诱发电位（SEP）测定感觉功能区，以电刺激（CS）测定运动区，麻醉处理上有其特殊性，具体实施方案如下：

1. 术前用药

麻醉诱导和上述ECoG监测手术时的药物调控相同。

2. 刺激外周神经行SEP时，全麻用药会有一定的抑制作用，故要避免高浓度吸入麻醉，最好采用全凭静脉麻醉，静脉麻醉时采用小剂量丙泊酚和肌松药麻醉不影响体感诱发电位（SEP）的监测结果。在SEP监测前，将丙泊酚减量至30～50 μg/(kg・min)，瑞芬太尼降至0.15 μg/(kg・min)左右维持，肌松药可正常使用。

3. 需要行皮质电刺激定位运动区时，手术医师、脑电生理监测医师和麻醉医师需要密切配合，电刺激运动区要观察肌电活动和肢体的活动，故需要提前停用肌松药，最好选用中短效肌松剂。作者选用顺式阿曲库铵提前15～20 min停药，当四个连串（TOF）恢复

至75%～95%时肌电图即有反应，有的电生理监测医师要求 TOF 恢复至 100%，即肌松消退为"0"，麻醉医师应给予密切配合。为预防病人术中体动，此时麻醉镇痛药必须加强，瑞芬太尼 0.3～0.4 μg/(kg·min)维持，并备好肌松药，必要时给予顺式阿曲库铵 1～2 mg静注。

术中 ECoG 监测＋电刺激(CS)，一般是先进行 ECoG 监测，后行 CS，也可以先 CS 再 ECoG，但目前往往两者同时监测，而且时间很长。此时麻醉用药有一定的难度，ECoG 监测必须控制丙泊酚用量，而 CS 监测时不能使用肌松药，还必须保持一定的麻醉深度，不能让患者出现体动，以免与电刺激出现的肢体运动相混淆。这时唯一能用的药物只有镇痛药，可将瑞芬太尼调至 0.3～0.4 μg/(kg·min)，以较强的镇痛麻醉辅以小剂量的丙泊酚[25～30 μg/(kg·min)]来维持，必要时顺式阿曲库铵 1～2 mg 单次静注以防体动发生。另外，以小剂量右美托咪啶 0.2～0.3 μg/(kg·h)辅助瑞芬太尼维持麻醉也是一种方法。

4. 电刺激的强度一般从 2～5 mA 开始逐步增加，电刺激可诱发癫痫发作，发作的阈值因人而异。由于癫痫神经元对低温比较敏感，一旦电刺激中诱发癫痫发作，术者即刻应用冰盐水冲洗大脑皮质，麻醉医师立即静脉推注丙泊酚 50～100 mg，必要时顺式阿曲库铵 2～3 mg 静注，癫痫控制后，视病情需要可以重新停药再监测。

其他步骤与处理同 ECoG 监测的麻醉。

四、颅内植入电极后Ⅱ期手术的麻醉

Ⅰ期手术在全麻下行开颅骨瓣植入电极者，一般用地毯式扫描和深部电极测试，术后进行 24 h 的连续监测，以确定致痫灶和功能区的位置，当诊断定位明确后即可再开颅进行Ⅱ期手术治疗。Ⅱ期手术在全麻下进行，术中一般以 ECoG 监测为主，这时麻醉药物的调控主要以丙泊酚为主。由于Ⅰ期手术与Ⅱ期手术间相隔已数日，头皮缝合处往往有头发长出，麻醉后切口局部消毒，先理发，再消毒铺巾、拆线等，术前准备时间较长。又因为颅骨瓣在Ⅰ期手术后仅用螺丝锁上，将螺丝卸下即可将颅骨瓣掀开，故丙泊酚在掀开皮瓣后就应停药 10 min，颅骨瓣掀开后剪开硬脑膜进行 ECoG 监测并与术前监测的部位进行定位、标志，此时丙泊酚可以 25～30 μg/(kg・min)维持。由于颅内有电极植入，使得麻醉者有条件观察到丙泊酚常用剂量 70～80 μg/(kg・min)对 ECoG 的影响。经临床观察麻醉后减药量之前，ECoG 显示痫样波受到抑制，当丙泊酚停药 10 min，再以 25～30 μg/(kg・min)维持时，ECoG 可检出痫样波，并能使手术在 ECoG 和/或深部电极的监测下顺利进行，直到手术达到预期的目的结束监测。这种手术若术中无须行 CS 监测者，除调控丙泊酚外，肌松药和镇痛药可正常使用。有的病例也需要在术中再进行功能区定位以进一步验证术前的定位，此时麻醉用药既要调控丙泊酚又要停用肌松药，方法同上述第三小节。

第四节 脑功能区手术术中唤醒麻醉

脑功能区手术是神经外科临床医师面临的难题之一，也是21世纪全球神经外科界要解决的重点之一。最大限度地切除病变控制癫痫发作，尽可能地保护病变周围的正常脑组织是现代神经外科发展的方向，也是脑功能区手术的新策略，即要解决病灶切除程度与病人神经功能取舍之间的矛盾。癫痫手术对非功能区起源的肿瘤、致痫灶应争取完全切除，但对功能区病灶，术者不仅要知道哪些部位是该切的，还要知道哪些部位是不能切的。为此，术中唤醒精确定位致痫灶成为手术成功的关键。

一、涉及脑功能区需要术中唤醒的手术

主要包括以下三种情况：

1. 电刺激枕部视觉皮质感觉区——位于枕叶内侧面，需要患者术中清醒有光感提示。

2. 电刺激感觉区皮质。躯体感觉区位于中央后回和旁中央叶后部，接受传入对侧半身的温、痛、触压觉以及位置觉、运动觉。刺激感觉区皮质需要患者术中清醒

提示有无麻木感。

以上两类手术均需患者术中清醒示意。术前与患者定好提示动作,如有光感或麻木感令患者竖拇指;若无光感或麻木感令竖小指示意。患者在全麻、鼻插管下手术,术中进行唤醒,患者被唤醒后,让其按指令动作示意而不需要讲话回答。

3. 语言功能区。语言区是人类大脑皮质所特有的区域。实践证明,右利者其语言区在左半球,大部分左利者其语言区也在左半球,只有一部分左利者语言区在右半球。从语言功能来看,左半球可视为优势半球,优势半球有说话、听话、书写和阅读 4 个功能语言区。

Ⅰ运动性语言中枢:位于优势半球的额下回后部,又称 Broca 区。此区受损产生"运动性失语",患者知意但不能讲话(丧失说话能力——不会说话)。

Ⅱ语言感觉中枢(听性语言中枢):位于优势半球的颞上回后部。此区受损产生"感觉性失语",患者虽听觉正常,但听不懂别人讲话的意思,也不理解自己讲话的内容,称感觉性失语症(能发音讲话,但不知其意——不会听话)。

Ⅲ视觉性语言中枢(语言误读区):位于顶叶角回,靠近视区。此区受损,虽然视觉无障碍,但患者不能阅读书报,不理解曾经认识的文字,称"失读症"(丧失阅读理解能力——不会阅读)。

Ⅳ书写运动中枢:位于优势半球的额中回后部,紧靠中央前回上肢手和指的投影运动支配区。此区受损，虽然手部运动无障碍，但不能以书写的方式表达意思，产生“失写症”（能动手，但不能书面表达——不会书写）。

四个语言功能区的示意如图 3 所示。

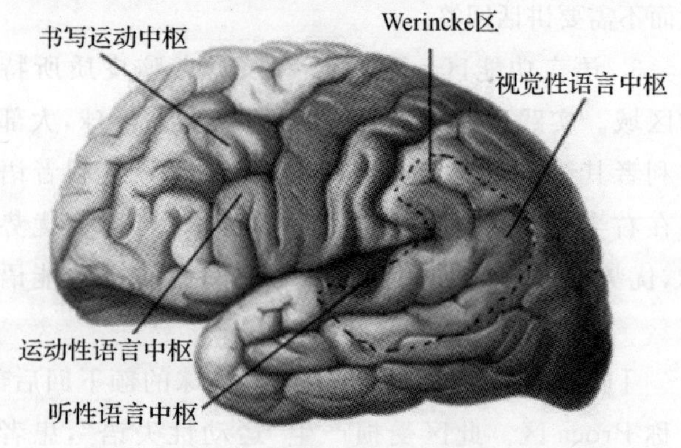

图 3　左侧大脑半球语言区（人）

左、右半球还各有特化的优势功能，左半球以从事语言、文字符号为特化，而右半球以从事空间的感觉、美术、音乐为特化。

凡累及语言中枢的手术，不仅需要患者术中清醒，还需要患者能发音、讲话、阅读、听话来配合定位。其麻醉方法的选择有局麻加清醒镇静和全麻两种。

二、局麻加清醒镇静

开颅手术清醒镇静麻醉的难度在于既要让患者在

长时间的手术中保持体位不动，又要在监测定位中能有足够的清醒程度予以配合，并应避免镇痛和镇静药物对 ECoG 和 CS 的影响。因此必须做好：

1. 术前与患者有良好的沟通，让患者有充分的心理准备，了解清醒开颅的复杂性与要求，要有足够的耐受力，麻醉医师应了解患者癫痫发作时可能出现的体征和症状。

2. 患者入室后常规进行 BP、HR、SpO_2 监测并建立静脉通路和鼻导管吸氧。

3. 患者通常采取侧卧位。背部、两腿之间和腋下放置垫枕并加盖毛毯保暖，让四肢留有一定的活动余地，一定要让患者感觉体位舒适。铺手术敷料时，对眼、鼻、口部要留有足够的空间，让患者能看得见、听得到和讲话方便。上头架时所用的局麻最好选用长效 0.75％罗哌卡因或布比卡因，每个头钉点 2 mL，镇痛效果好，维持时间长。头皮切口用 0.375％～0.5％罗哌卡因或布比卡因作局部浸润，掀开颅骨瓣，硬脑膜完整时用 2％利多卡因棉片敷盖硬脑膜达到表麻的目的。

4. 适当地镇静镇痛。从局麻开始前到开颅至定位这段时间，可少量给予一些镇痛、镇静药以减少患者的恐惧和焦虑感。可用芬太尼 25～50 μg 或舒芬太尼 2～5 μg，咪达唑仑 1～2 mg 静注。

右旋美托咪定是新的高度专一的中枢神经 α_2 肾上腺素受体激动剂，其特点为抗交感，镇静和镇痛作用明显，可用于辅助镇痛和镇痛，其优点是呼吸抑制的危险较小，配合局麻保持镇痛镇静。用法：切皮前 0.5 μg/kg稀释至 20 mL 后 10～15 min 泵入为负荷量，再以 0.2～0.3 μg/(kg・h)泵注维持。也可用丙泊酚 200 mg＋芬太尼 100 μg 或舒芬太尼 10～15 μg 稀释至 50 mL 用泵输入，以丙泊酚 25～30 μg/(kg・min)维持，即每小时泵注速度为病人体重的半量。如患者为60 kg，泵注速度为 30 mL/h，等于丙泊酚 33.3 μg/(kg・min)。

总之，镇痛、镇静药的使用原则为：仅仅让患者有轻度的镇痛镇静作用，达到不紧张和轻度嗜睡、闭目养神、呼之即应、不抑制呼吸的目的，不宜让患者入睡、打鼾、意识不清而不能合作。

5. 开颅后停用镇痛镇静药物，避免麻醉药物对 ECoG 监测的影响，让患者处于完全清醒的状态，使 ECoG 定位癫痫灶更加准确，并完成整个手术中连续的神经监测和皮层电刺激以确认语言区的精确定位。有作者以 0.2～0.3 μg/(kg・h)右旋美托咪定泵注维持，用于语言功能区术中的定位，能达到呼之即应的目的。术中应经常安慰和鼓励患者直至手术完毕。

三、清醒镇静麻醉术中并发症的预防与处理

（一）疼痛、不适感

这是最主要的并发症。由于要保持患者清醒配合，镇痛镇静药的剂量必须控制。长时间的头颅固定

加之某些手术步骤如头皮神经阻滞、浸润、剥离骨膜、硬脑膜及血管操作都会使患者感到不适或疼痛。故术前要充分沟通，局麻要完善，并加用镇痛镇静药。对某些手术步骤如钻颅骨孔或气钻的噪音虽然不会引起患者疼痛，但会让患者感到恐惧，应预先告之并加以安慰。

（二）恶心/呕吐

术中镇痛镇静药物的使用、外科手术的刺激、分离硬脑膜、颞叶和脑膜血管操作等多种因素均可引起恶心、呕吐。可预防性地给予苯海拉明、昂丹司琼、托烷司琼和格拉司琼等镇吐药，且不会影响 ECoG 监测。

（三）癫痫发作

围术期任何时候都有可能出现癫痫发作，短暂轻微的发作无需处理，而全身性大发作或惊厥则必须立即处理。

ECoG 监测前癫痫发作，可用小剂量的硫喷妥钠 25～50 mg 或丙泊酚 10～30 mg 静注控制癫痫，ECoG 监测后发作可用咪达唑仑 2～3 mg 静注，给药后必须确保气管通畅，充分给氧和维持循环稳定。

若癫痫发作用药后过度镇静致使患者入睡，意识消失，舌后坠，呼吸道不能保持通畅而放置口咽通气道患者又不能耐受，从而出现脉搏氧饱和度下降者（$SpO_2 \leqslant 90\%$），应立即加深麻醉，放置喉罩维持呼吸道通畅。术中患者意识障碍不能合作或颅内压明显增高者也应立即给药,放置喉罩或气管内置管。喉罩通气不良、气管内插管有困难者应在纤支镜引导下置管。

关颅、缝皮前分次、分别给予咪达唑仑 2 mg 及舒芬太尼 5 μg 静注,镇静镇痛并预防癫痫发作。

由于清醒镇痛麻醉可存在上述并发症及风险,目前全麻下又解决能带管讲话的难题,故这种麻醉方法在作者单位已没有必要。清醒镇静麻醉开颅术国内外也已少做。

第五节 脑功能语言区手术全麻术中唤醒麻醉

一、术中带导管能讲话的声门上通气装置

近年来,神经外科的发展已从传统的解剖模式向解剖—功能模式转化,全麻术中唤醒技术行脑功能区手术日趋增多。目前,虽然术前对脑功能区定位的方法越来越多,但由于患者的个体差异、病变的影响导致功能区解剖变异,使得脑功能区特别是语言区的精确定位的精准性存在着难度。目前,术中清醒状态下电刺激行语言区精确定位仍是金标准。然而,对全麻术中唤醒技术的要求却很高,这种全麻方法既要求在开

颅、关颅过程中镇痛充分,又要求在功能区定位时患者完全清醒能讲话。麻醉的难点和风险在于人工气道的建立和管理与讲话之间的矛盾。为解决术中气道通气和讲话的矛盾,国内外不少学者做了多种研究和尝试,如陈新忠等将鼻导管插至口咽部保留自主呼吸,清醒时将鼻导管退回鼻咽腔;Yamamoto 等采用保留自主呼吸行双水平气道正压通气(BIPAP);Audu 和 Loomba 应用带套囊的口咽通气道(COPA);有作者使用口咽和鼻咽通气道,方法简单,可预防舌后坠,维持气道通畅,但清醒状态下或镇痛不足情况下均不易耐受(鼻咽通气道比口咽通气道易于忍受)。

喉罩问世后,特别是第三代喉罩是目前唤醒麻醉最常使用的声门外通气装置。唤醒前、后可实施全麻机械通气,并可预防胃内容反流、误吸,但由于喉罩将声门罩着不能说话,唤醒时必须拔除喉罩才能讲话,监测完毕再将喉罩置入再进行麻醉。经鼻气管内插管全麻条件下,气管内插管能最有效地保持呼吸道通畅,防止胃内容反流以及有效地进行气管内吸引,实施唤醒前后的全麻和机械通气。但它同样占用了气道和讲话发音的共同通道,唤醒后要拔除导管才能讲话,继续手术时需要在纤支镜的引导下插入导管,比喉罩的拔出和置入要困难,风险也较大。

以上多种通气方式在术中唤醒麻醉中都有使用,但均未解决全麻下控制呼吸,清醒后无需拔出通气装置就可以讲话这一难题。这就给临床提出了一个问题:能否研制出一种既能讲话又能避免插管、拔管、再插管的通气装置?

作者带着上述问题根据喉咽腔的解剖及通气和讲话原理,首先研制成功了食道咽腔导管。食道咽腔导管是由两根导管并联组成的双腔导管,一根导管通向咽部,另一根通向食道,为食道导管,下端有气囊,充气10～20 mL 后可将食管封闭,经导管的外口可吸引胃内容物。两管并联处于咽部有一较大的气囊,充气30～50 mL后即可封闭鼻咽腔和口咽腔,而气管和声门未被占用,通过咽腔导管的外口与麻醉机相连,就可进行机械通气。当需术中唤醒,待患者清醒后将咽部的气囊排气,鼻咽部和口咽部即开放,患者的发音器官处于正常状态即可讲话。由于食道咽腔导管是两管并联,必须经口置入,在口腔内占据一定的空间,讲话时,舌的活动度受到一定的限制。因此,患者讲话的清晰度不够理想。在此基础上,作者又研制出了食道鼻咽腔导管。食道鼻咽腔导管选用 6.5＃气管导管,将其前端开口封闭,导管的前端带气囊,可充气 10～20 mL,用于封闭食管。距前端气囊 8～10 cm 导管的上端带气囊,可充气 30～50 mL,用于封闭鼻咽腔和口咽腔,两囊之间的导管上有 6 个侧孔,导管外口接麻醉机。

人体喉咽腔上、下有四个通道开口,下有声门和食管,上有口腔和鼻腔,将食道鼻咽腔导管经鼻置入前端进入食管,导管中段位于喉咽腔内。导管上、下两端的气囊充气后可封闭食管、口咽腔和鼻咽腔三个通路，喉咽腔只剩下声门一个开口。导管外口与麻醉机连接，气体经导管的侧孔只能经声门进入呼吸道，形成密闭的呼吸回路，便可安全地进行机械呼吸，同时声门、气道未被占用。患者唤醒后将上端气囊排气后，患者的发音器官——声带、声门、咽喉、舌和一侧鼻腔均处于正常状态，且与大气相通，既可自主呼吸又可发音讲话配合语言区的监测。定位完毕，将上端气囊充气，加深麻醉继续手术，无需拔管。这解决了：①唤醒前、后可实施全麻及控制呼吸，保证脑功能区开颅手术中有足够的麻醉深度而无需为了保留自主呼吸维持浅麻醉，即解决了麻醉深度与气道管理的矛盾；②本导管未占用气道与发音器官的共同通道，术中无需拔管即能讲话，成功地解决了脑功能区术中唤醒麻醉中气道管理与通气方法和发音讲话相矛盾这一难题，为全麻的实施提供了安全可靠便捷的呼吸道管理和全麻用药，从而实施麻醉(Anesthesia)—清醒(Awake)—麻醉(Anesthesia)的AAA技术，而非睡眠(Asleep)—清醒(Awake)—睡眠(Asleep)的AAA技术。

食道鼻咽腔导管优于目前国内外所报道的各种通气装置，就与常用的喉罩相比，其优势也是显而易见的。首先，全麻时置入喉罩，在患者唤醒时要拔除，手术切除病灶时则需要再置入。在术中头颅被固定的条件下，拔除喉罩多无困难，然而术中再置入喉罩时就会有一定的困难，如侧卧位麻醉状态下盲探置入，若不能一次准确到位，必然会出现漏气，必须进行调整。假如调整时间较长，或调整后通气不良，极易出现缺氧。特别值得一提的是，在电刺激监测中随着电刺激强度的增加会诱发癫痫发作。作者在20例监测中就有2例出现术中癫痫发作，立即用药控制。正是由于食道鼻咽腔导管不需要拔管，在用药的同时仅需将上端气囊充气即可行控制呼吸，安全地过渡到全麻。若此时使用的是喉罩，再行喉罩置入出现插入困难，呼吸道难以控制，发生缺氧，氧饱和度下降，甚至还会有心跳呼吸骤停的风险。仅从这一点就可以看出本导管的优越性。目前，凡需要术中清醒讲话者，作者均采用食道鼻咽腔导管经鼻插管。此项研究作者已获得发明专利一项（专利号：ZL200810070881.9）、实用专利两项（专利号：ZL20082014505.4和专利号：ZL201020168469.3），导管外形见图4。

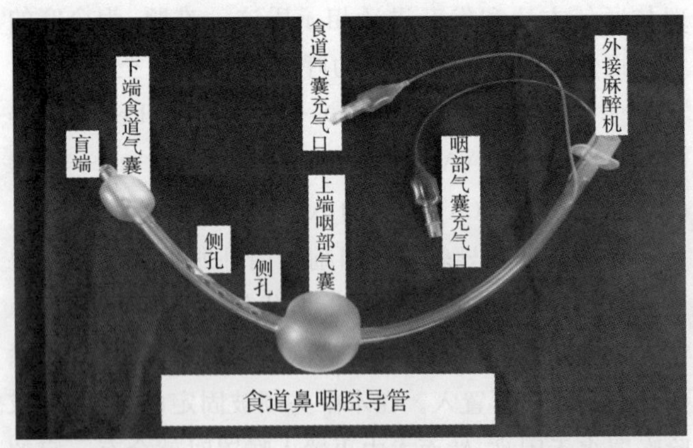

图4 食道鼻咽腔导管

二、全麻术中唤醒技术

全麻术中唤醒(AAA)技术分三个阶段:第Ⅰ阶段——全麻期(麻醉诱导插管→开颅→剪开硬脑膜);第Ⅱ阶段——唤醒期(停药到清醒→监测→定位);第Ⅲ阶段——全麻期(定位完毕→切除病灶→关颅缝皮)。

(一)具体方案

1. 第Ⅰ阶段　全麻期(Anesthesia)——诱导插管→开颅→剪开硬脑膜

(1)术前用药

术前 30 min 长托宁 1 mg 或阿托品 0.5 mg 肌注,诱导前再给阿托品 0.5 mg 或长托宁 1 mg 静注,加强抗胆碱药物的使用以保证呼吸道干燥。

(2)生命体征监测

入室后常规监测 BP、HR、SpO_2、ECG,开放外周静脉通道,锁骨下或颈内静脉和足背动脉穿刺置管建立通路,监测 CVP 和 MAP。

(3)麻醉诱导与插管

不用咪达唑仑。丙泊酚 1.5~2.5 mg/kg,顺式阿曲库铵 0.15 mg/kg 或罗库溴铵 0.6~1 mg/kg,舒芬太尼 0.5~0.6 μg/kg 或芬太尼 4~5 μg/kg 顺序静注 4 min 后置管。置管前用 1%麻黄素滴鼻两次,液体石蜡油滴鼻，并将食道鼻咽腔导管用凡士林润滑。食道鼻咽腔导管在喉镜明视下经鼻将导管前端送入食管，上端气囊位于出后鼻孔的位置即可，退出喉镜，将上、下端气囊充气后，导管外口接麻醉机，听诊双肺呼吸音清晰，气道不漏气说明导管位置正确，固定导管，行机械呼吸。麻醉机潮气量显示与设置潮气量的差值 <50 mL，气道压 $\leqslant 25$ cmH_2O 为宜。若出现漏气，应调整导管位置直至不漏气为止。由于食管鼻咽腔导管的上端气囊正好位于鼻咽腔与口咽腔交汇处，中间有悬雍垂，两侧有腭咽弓"固定"，能严密封闭鼻咽腔和口咽腔，头颈部活动时一般不会漏气。

(4)上头架和切皮

0.75%罗哌卡因局麻上头架，三个头钉点处每个点 2 mL。头皮切口用 0.5%罗哌卡因局部浸润，氟比洛芬酯 50 mg 静脉缓慢滴注。颅骨瓣掀开，硬脑膜完整，可用 2%利多卡因棉片贴敷硬脑膜，以起到表面麻醉的效果。

(5)麻醉维持

丙泊酚 60～80 μg/(kg・min)，瑞芬太尼 0.15～0.4 μg/(kg・min)，肌松药最好选用中短效无蓄积作用的顺式阿曲库铵 0.1 mg/(kg・h)，三药分别用微量泵输注或 TCI 输注。

(6)开颅

开颅时即减少肌松药用量，颅骨瓣掀开减丙泊酚用量，剪开硬脑膜停肌松药，丙泊酚先停 10 min，再以

25～30 μg/(kg·min)维持，瑞芬太尼以0.3～0.4 μg/(kg·min)维持。

(7)ECoG监测

影响ECoG监测的药物主要是丙泊酚，故监测ECoG时主要对丙泊酚的用量进行调控，而电刺激主要调控肌松药。当剪开硬脑膜需要进行地毯式扫描监测ECoG时，丙泊酚停药10 min后以25～30 μg/(kg·min)维持，一般不影响ECoG的监测。与术者密切联系，若ECoG监测后直接进入唤醒电刺激者，立即进入第Ⅱ阶段。术中进行皮质电刺激(CS)是目前判断大脑躯体功能区的金标准，电刺激通过肌电图和肉眼来观察肌肉收缩和肢体活动的情况，因此，应提前40 min停肌松药。

2. 第Ⅱ阶段　唤醒期(Awake)——唤醒→监测定位

(1)唤醒

开颅前或开颅时首先停肌松药。剪开硬脑膜停丙泊酚10 min，若脑膜粘连可用25～30 μg/(kg·min)维持到分离完毕再停药，瑞芬太尼减量。一般来说，从开颅停肌松药到手术台上监测ECoG和准备电刺激监测就绪需40～45 min。肌松作用已消退，此时呼叫患者姓名令其动手或睁眼示意，患者应答后说明患者已清醒。令其“好好呼吸”，观察呼吸囊及潮气量，若自主呼吸良好即可将食管鼻咽腔导管的上端气囊排气(食道气囊不排气)。注意导管内有无分泌物，最好做一次吸引。尔后，电生理医师即可与患者对话。

(2)监测定位

患者清醒带导管与麻醉机连接，呈自主呼吸吸氧状态，患者讲话清楚，此时由电生理监测医师与术者配合准备进行电刺激语言区定位。清醒期间仅有瑞芬太尼 0.05 μg/(kg・min)背景输注维持镇痛，此剂量对患者呼吸无抑制。术中唤醒中也可加用右美托咪啶，具体措施为：硬脑膜切开前泵注右美托咪啶 0.3～0.5 μg/kg，再以 0.2～0.5 μg/(kg・h)维持，减或停丙泊酚；语言功能区监测前 15 min 将右美托咪啶用量减至0.1～0.2 μg/(kg・h)，同时瑞芬太尼减至 0.05 μg/(kg・min)。由于右美托咪啶产生镇静作用的主要部位不在大脑皮层，其产生一种类似于正常睡眠的“可唤醒”的镇静状态，即患者在无刺激的状态下处于睡眠状态，但很容易被语言刺激所唤醒，可以与医务人员进行交流合作，刺激消失后很快又进入睡眠状态。据作者的观察，在右美托咪啶 0.1 μg/(kg・h)维持，语言功能区术中唤醒中，患者可保持清醒，配合完成语言功能区监测中的识图、认字、讲话等要求。

备好单次静注的丙泊酚、肌松药，一旦因电刺激诱发癫痫发作，即可紧急使用控制癫痫。清醒期注意观察患者 BP、HR、SpO_2的变化及血气监测。BP、HR 通常有所增高，可适当应用降压药物控制，如压宁定 5～10 mg/次，或硝酸甘油 50～100 μg/次，静脉注射，预防颅内压增高。语言区监测由术者在台上进行电刺激与电生理医师合作，通过电脑让患者识图、认物、讲话、数数，从而监测定位语言功能区。当刺激到语言区皮层时可以出现语言障碍，如讲话中断、减慢、命名错误，听觉性重复、自言自语、语言不畅等，此区即为重要的语言功能区加以标定。一般需反复监测定位，快者15 min左右，复杂较慢者达60 min之久。脑功能语言区唤醒期患者清醒程度的评分见表1。

表1　脑功能语言区唤醒期患者清醒程度的评分

	项目	评分		项目	评分
神志	完全清醒睁眼	4	语言	清晰流利	4
	呼之睁眼	3		清楚欠流利	3
	嗜睡	2		吐词含糊	2
	入睡	1		吐词不清	1
指令	准确完成	4	颅内压	正常	4
	尚准确	3		轻度升高	3
	反应迟钝	2		明显升高	2
	不听指令	1		脑组织膨胀	1

注：16～15分为优，14～12分为良，11～8分为差，4分为失败。

3. 第Ⅲ阶段　麻醉(Anesthesia)→切除病灶→关颅缝皮

(1)加深麻醉

功能区监测定位完毕，术者需在全麻下切除致痫灶者。麻醉医师立即静注丙泊酚50～100 mg和顺式阿曲库铵 5 mg 加深麻醉，同时将食道鼻咽腔导管的上端气囊充气行机械呼吸并调整丙泊酚 80 μg/(kg・min)，瑞芬太尼 0.2～0.3 μg/(kg・min)，顺式阿曲库铵 0.1 mg/(kg・h)维持全麻。

(2)切除病灶

术者根据监测定位的结果进行病灶切除和/或多处软脑膜下横纤维切断术(MST)。术中一般都需要连续进行 ECoG 或 DEEP 监测，丙泊酚用量调整至 25～30 μg/(kg・min)维持。若需第二次唤醒，方法同前。

(3)关颅缝皮

全麻下维持至手术结束，关颅前给予舒芬太尼 5 μg 静注，缝皮结束前再给予舒芬太尼 5 μg 静注，预防瑞芬太尼镇痛消退过快引起的不适。为预防癫痫发作，可在缝皮时给予咪达唑仑 2～3 mg 静注，或/和抗癫痫药德巴金泵注。

(4)拔管

术毕入麻醉恢复室，不用任何拮抗药，吸净呼吸道分泌物，让患者自然清醒。病情允许符合拔管条件(BP、HR、呼吸、血气正常，咳嗽、吞咽反射活跃，患者清醒，肌张力正常，颅内引流量不多)，将导管上、下端气囊排气，即可拔管。观察 20 min 无异常送回 ICU。若病情不允许拔管，则更换为普通气管内导管，带管入 ICU。

（二）典型病例

黄××，女，37 岁，58 kg，术前诊断为左额叶中央区胶质瘤术后继发性癫痫。于 2010 年 3 月 25 日拟在全麻术中唤醒、电生理监测下行左额叶中央区占位及致痫灶切除术。ASA II 级，术前心、肺、肝、肾功能正常，血型 A 型。术前与患者进行了良好的交流和沟通，说明清醒后如何看图、讲话等事项，并取得患者的信任与配合。

入室常规监测 BP、HR、R、ECG、SpO_2，开放静脉，万汶 500 mL 静滴。术前用药：阿托品 0.5 mg＋长托宁 1 mg 静注。锁骨下静脉穿刺置管监测 CVP，足背动脉穿刺置管行有创动脉监测。

麻醉诱导：丙泊酚 150 mg、舒芬太尼 30 μg、顺式阿曲库铵 10 mg 顺序静注后 4 min，经鼻插入自行研制的 6.5F 食道鼻咽腔导管，明视下将导管前端送入食道，咽部气囊出后鼻孔，并将食道及咽部的气囊分别充气 10 mL 和30 mL。同时将导管的外口与麻醉机连接，捏气囊人工呼吸，听诊两肺，呼吸音清晰，观察麻醉机设置潮气量与实际潮气量相差 5 mL，气道压力 19cm H_2O，说明导管位置正确，固定导管，麻醉机控制呼吸。

患者取侧卧位，上头架时用 0.75％罗哌卡因局麻，每个头钉处 2 mL，头皮切口处用 0.5％罗哌卡因局部浸润，静脉给予凯纷 50 mg 静滴，20％甘露醇

125 mL快滴。

麻醉维持：丙泊酚 60～80 μg/(kg·min)，瑞芬太尼 0.3～0.4 μg/(kg·min)和顺式阿曲库铵 0.1 μg/(kg·h)，三种药物分别用三个微量泵输注。

药物调控：9:30 开始手术；10:05 去骨瓣前停肌松药；10：30 停丙泊酚，瑞芬太尼 0.25～0.3 μg/(kg·min)维持，术者行 ECoG 监测，同时准备电刺激；10:45 瑞芬太尼减至 0.05 μg/(kg·min)；10:55 停控制呼吸，改为呼吸囊自动呼吸，观察自主呼吸恢复情况；11:00 自主呼吸良好，呼叫患者姓名，患者动手示意表达准确，排除咽部气囊中的气体，让患者睁眼讲话说出自己的名字。神经电生理医生与术者开始进行语言功能区电刺激，电刺激的强度由低到高逐点刺激，让患者看图、命名、看实物命名、从 1～100 连续数数等。此时患者发音讲话清晰、流利，监测定位共45 min，期间 BP、HR 平稳，血气正常，脑压正常，患者无疼痛，无恶心、呕吐，无其他不良反应。定位完毕，立即给予丙泊酚 50 mg，顺式阿曲库铵 2 mg 静注，将咽部气囊充气 30 mL，麻醉机控制呼吸，丙泊酚调至 80 μg/(kg·min)，瑞芬太尼 0.2 μg/(kg·min)，顺式阿曲库铵 0.1 μg/(kg·h)维持麻醉。术者行致痫灶和病灶切除，直至关颅、缝皮，术毕给舒芬太尼 5 μg 和咪达唑仑 2 mg 静注。手术时间 7h，麻醉时间 8h，术后入麻醉恢复室，BP、HR、SpO_2 及血气正常，20 min 患者清醒，25 min 排除食道和咽部气囊的气体，拔除食道鼻咽腔导管，鼻腔滴入少量麻黄素，患者生命体征正常，送回病房ICU。第二天访视患者，患者无不良反应，能回忆起术中有看图片、讲话，无其他不良记忆。术中唤醒电刺激监测的情况见图5。

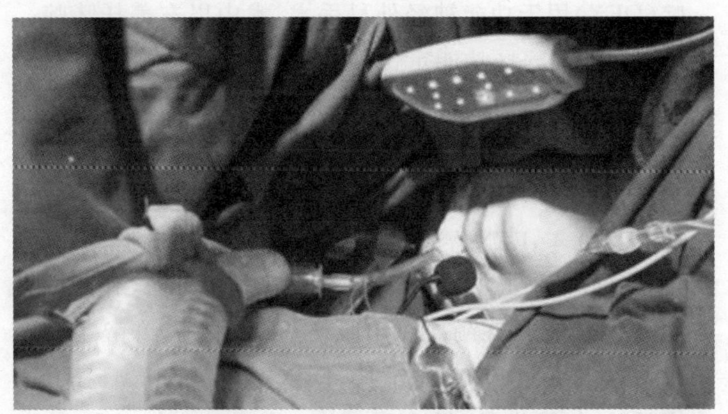

图5 术中唤醒电刺激监测

（三）使用喉罩通气和右美托咪啶（DEX）实施唤醒麻醉的方法

麻醉诱导后置入喉罩通气，患者取侧卧位。麻醉维持可选用丙泊酚、瑞芬太尼、罗库溴铵或顺式阿曲库铵，加用右美托咪啶（DEX），负荷量0.5 μg/kg静脉泵注15 min后持续0.2～0.5 μg/(kg·h)。拟行语言监测前15 min输注速度降至0.1～0.2 μg/(kg·h)，同时将瑞芬太尼减至0.05 μg/(kg·min)和/或丙泊酚25～30 μg/(kg·min)维持，BIS达80以上，可唤醒，患者呼之睁眼，自主呼吸良好，$ETCO_2$ 30～35 mmHg后拔出喉罩。术中唤醒监测定位，完成定位后加深麻醉，重新置入喉罩行致痫灶切除，维持麻醉至术毕。

自从2001年Bekker等报道了第一例将右美托咪啶(DEX)用于功能神经外科手术，术中以右美托咪啶镇静进行语言区功能定位和脑肿瘤切除，之后相继报道了多例DEX用于语言区癫痫病灶切除或肿瘤切除的病例，术中仅用DEX维持，患者能保持清醒，配合监测定位取得满意的疗效。

2009年，DEX在国内正式上市，用于功能神经外科手术麻醉也是近年才逐步开展的。作者将DEX用于术中唤醒2例，从开颅后停用肌松药、丙泊酚，麻醉用药仅以瑞芬太尼和DEX维持，DEX以1 μg/kg 15 min内输注为负荷量，继之以0.4～0.5 μg/(kg·h)输注。唤醒前20 min降至0.1 μg/(kg·h)泵注，唤醒期以0.1 μg/(kg·h)和瑞芬太尼0.05 μg/(kg·min)维持，清醒期进行语言功能区监测定位，患者神志清醒，配合良好，无恶心、呕吐等不良反应。第一例术中第一次唤醒30 min，第二次唤醒10 min后，在全麻下维持至术毕，两次唤醒均在停药后12 min后清醒，由于作者应用了食道鼻咽腔导管，使得全麻—唤醒—全麻的“过渡”变得安全、平稳和便捷。第二例为继发性癫痫累及语言功能区，开颅后停丙泊酚并以DEX 1 μg/kg 15 min内输注为负荷量，继之0.5 μg/(kg·h)维持，监测ECoG。电刺激前30 min减、停肌松药前，以瑞芬太尼0.3 μg/(kg·min)和DEX 0.5 μg/(kg·h)维持，30 min后呼唤患者已能睁眼，立即停DEX，同时将瑞芬太尼减至0.05 μg/(kg·min)维持，患者虽能睁眼回答问题，但仍有些嗜睡，10 min后患者的清醒程度更佳，回答问题流利，共唤醒96 min。

初步体会：神经功能区尤其是语言区全麻术中唤醒或癫痫手术麻醉，DEX是一种很有应用前景的药物，由于临床应用例数甚少，作者正在对其做一些前瞻性研究与探讨。

三、全麻术中唤醒技术成功的要点

（一）麻醉药物的选择

目前，全麻术中唤醒以全凭静脉麻醉为主，应选择起效快、代谢快、时效短、易调控的药物，丙泊酚、瑞芬太尼和顺式阿曲库铵较符合上述条件。术中用药种类应尽量简单。右美托咪啶(DEX)具有良好的与剂量相关性的镇痛镇静作用，类似自然睡眠状可以唤醒等优点，但其起效慢，维持时间长，时量相关半衰期延长，使用中应注意扬长避短。

（二）剂量调控与搭配

镇静、镇痛和肌松药三种药分三个微量泵分别输注，便于分别调控用药剂量。根据不同的手术步骤、监测项目的需要来调控和搭配剂量是成功的关键。如ECoG监测时调控丙泊酚用量，先停药10 min，再以25～30 μg/(kg·min)维持，可以搭配肌松药和镇痛药；CS监测既需要停肌松药又要减丙泊酚，需搭配较大剂量的瑞芬太尼来维持。唤醒期间仅有瑞芬太尼0.05 μg/(kg·min)背景输注，发挥其轻度镇痛作用，而对意识和呼吸无抑制作用。右美托咪啶(DEX)以0.1 μg/(kg·h)维持时，患者可呈完全清醒状态；而以0.2 μg/(kg·h)维持，患者有时会嗜睡，但可唤醒。作者认为，清醒期最好以DEX 0.1 μg/(kg·h)和瑞芬太尼0.05 μg/(kg·min)静脉泵注维持，或单独使用其中之一。

(三)减药和停药的时机

减药和停药的时机非常重要，应掌握药物的药理作用，根据手术步骤、监测项目的要求以及唤醒的时间来把握这些药物减药和停药的时机，最好能做到术者准备就绪，患者正好清醒即可开始监测，而过早清醒或等待清醒时间过长都不合适。三种药物中，顺式阿曲库铵半衰期最长，需要提前停药，留有足够的清除时间；其次是丙泊酚；半衰期最短的是瑞芬太尼，且时量相关半衰期不因长时间输注而延长，可以最后停药。使用DEX若维持时间较长者应提前减量。

(四)与术者、电生理医生和患者的密切配合

手术过程是一个复杂多变的过程,术中可变因素很多,如组织粘连、出血、癫痫发作等都会影响手术的进程。故麻醉医师与术者、电生理医师要密切合作才能使术中唤醒顺利达到预期目的。术前与患者要有充分的沟通,唤醒后得到患者的配合尤为重要。如为减少呼吸道分泌物必须加强抗胆碱药物的使用,患者清醒后常感口干,又不能饮水,只好湿润口唇,患者只能在口干条件下讲话,头颅、体位不能动,监测时间长,患者会疲劳,这都需要患者有一定的忍耐性和精神支持。电生理监测医师准备充分,与术者配合默契,监测时间就可缩短。因此,全麻术中唤醒的成功是一个包括患者在内的团队整体努力配合的结果。

第六节 唤醒麻醉期间的并发症和禁忌症

一、清醒期主要并发症及其处理

(一)癫痫发作

皮层电刺激定位感觉、运动功能区的刺激有一定

的阈值。电刺激过程中，刺激强度一般从 2～5 mA 开始，逐渐增加，达到一定强度可诱发癫痫发作，而诱发癫痫的阈值因人而异。一旦癫痫发作需紧急处理：台上术者立即用冰盐水冲洗皮层；麻醉医师立即静注丙泊酚 50～100 mg，必要时还可追加适量肌松药，如顺式阿曲库铵 3～5 mg，控制癫痫，同时将食道鼻咽腔导管上端气囊充气行机械通气。癫痫控制后若需再进行监测，需待麻醉药物作用消退后重新唤醒病人再进行监测。

（二）颅内压增高甚至发生脑膨出

是清醒期的严重并发症之一。颅内压增高的主要原因是患者紧张、血压增高、心动过快。若发生咳嗽、恶心呕吐则可引起颅内压急剧增高，甚至脑膨出。另外，脑内病变的移位，二氧化碳积蓄脑血管扩张，输液不当等因素均可造成颅内压增高，应对症处理。由咳嗽或呕吐所致的颅内压急剧增高应立即静注 2%利多卡因 3～5 mL 和丙泊酚 20～30 mg，并积极寻找发生咳嗽、呕吐的原因加以处理。

（三）躁动

清醒程度不够，未能达到完全清醒是发生躁动的主要原因。应让患者完全清醒能配合才进行监测，不宜过急。另外，体位和尿管所引起的不适常是引起体动或躁动的重要原因之一。在不影响监测的情况下，可让患者轻轻移动某些受压不适的体位。导尿时要加用长效局麻药表麻以减少留置尿管的不适。镇痛不全、呼吸抑制也是引起躁动最常见的原因,其中头钉处疼痛是主要原因,故局麻应选长效、高浓度0.75%罗哌卡因,效果好。本院所有病人术后随访无一人诉说术中有疼痛感。

患者清醒期躁动,$PaCO_2$增高,定向能力不良,都与清醒程度不够有关。在影响清醒程度的多种因素中,除患者精神状态外,停药的时机非常重要。其中肌松药的消退时间不能按说明书上所推荐的时间来评估,必须留有足够的时间让肌松药消退,不至于影响清醒程度。

由于我们解决了通气方法与气道管理和讲话的矛盾,麻醉至清醒能平稳过渡。本院20例中,除早期有1例清醒程度欠佳外,其余患者清醒程度非常满意。其中,在清醒期出现电刺激癫痫发作2例,血压增高5例,而无其他并发症。

(四)低体温

手术室室温较低,手术时间较长,大量输入较低温度的血液与液体均可造成患者低体温。低体温不仅会造成患者清醒期寒战,影响与术者配合监测,而且影响凝血功能,故应积极预防,如注意对患者保温,加用毛毯,必要时加用电热毯,对输注的液体和血液给以加温,以及维持适宜的室温等。

二、术中唤醒麻醉的禁忌症

1. 术前存在意识障碍、认知障碍，沟通交流困难，严重失语如运动性或传导性失语，不能配合完成指令进行神经功能监测者。

2. 严重颅内高压、脑疝形成者。

3. 呼吸道疾病，如感冒、支气管炎，呼吸道内分泌物多者或不易保持呼吸道通畅者，如鼾症、扁桃体特大、颈短、肥胖者。

4. 消化道疾病，如胃溃疡、胃下垂、胃弛缓症、幽门梗阻等胃排空受阻者，饱胃或术前未禁食者。

5. 俯卧位者。

6. 小儿不能合作者。

7. 全身夹杂病严重者，如严重心功能不良、肝肾功能不全以及凝血功能障碍、甲亢、甲减、糖尿病、内环境严重紊乱者等。

三、术后随访

据文献报道，唤醒麻醉后有的患者会出现心理障碍，这主要与个人素质和术前的沟通交流欠佳有关。

本院唤醒麻醉术后随访患者 20 人，仅有 1/3 的患者对术中唤醒记忆较清醒，能回忆起自己清醒、看图片、讲话等情景；而大多数患者无明确的回忆，无不良记忆，这与术毕常规给咪达唑仑 2～3 mg 防止癫痫发作及其顺行性遗忘作用有关。

第七节 儿童癫痫手术麻醉处理

随着影像学和神经电生理技术的发展和显微外科技术的提高，癫痫外科改变了过去对12岁以下儿童不适合手术的观念，相反，更趋向于早期手术和不受年龄的限制。不管任何年龄，只要他们表现为严重难治、定位明确的癫痫，都应考虑手术治疗。

儿童癫痫中约20%是药物难治性，多见于脑发育异常：①脑皮质发育不良；②神经斑痣错构瘤；③儿童良性脑肿瘤等继发性病变；④慢性局灶性脑炎(RE)等。对这些病例，手术治疗是最佳的选择。

儿童灾难性癫痫——是一种描述性术语，特指发病于婴幼儿早期，以癫痫发作频繁、严重，药物难以控制，并最终导致发育迟缓、智能障碍为主要特征的一组癫痫综合征。手术可能是其治疗的唯一选择。

儿童癫痫手术不同于成人。既要考虑到切除致痫灶，又要考虑到儿童不同阶段的脑发育、脑功能保护和脑手术后的可塑性。脑发育的特点，即神经元突触发育的数目在2～7岁达高峰，然后逐渐下降直至14岁。故长期、反复、频繁的癫痫发作对儿童中枢神经系统发育不利，尤其对运动、智力、精神和心理发育可造成严重损害。虽然儿童年龄越小，手术、麻醉的风险越大，但手术越早，对患儿脑修复的可塑性越强。一般认为，对大脑半球手术，患儿＜5 岁，语言障碍可恢复；＜7 岁，肢体运动可恢复。

儿童癫痫特别是儿童灾难性癫痫手术的目的是在不损害重要神经功能的前提下，以手术方式切除致痫灶和/或阻断传播通路，以减少或控制术后癫痫发作，从而减少或停用抗癫痫药物，即可避免长期大量使用药物的各种不良反应。据文献报道，小儿接受手术后，6 个月无癫痫发作者可达 81%，10 年无发作者可达 72%，为患儿大脑正常发育和机体的生长发育创造机会，改善患儿运动、语言、智力、精神状况，增强其社会活动能力。

一、儿童癫痫常用的手术方式

（一）切除性手术

1. 选择性脑皮质切除

如颞叶局灶性皮质发育不良（FCD）可行颞叶切除。

2. 多脑叶切除

多灶性累及多个脑叶者，如结节性硬化病涉及多脑叶可行多脑叶切除。

3. 大脑半球切除

适合于半侧巨脑症、偏侧惊厥—偏瘫—癫痫(HHE)综合征等。

(二)功能性手术

1. 胼胝体切开术。
2. 多处软脑膜下横纤维切断术(MST)。
3. 低功率皮层电凝热灼术。

(三)神经调控手术

主要指迷走神经电刺激术(VNS)。

二、儿童常见的癫痫和手术治疗

(一)皮质发育畸形(MCD)

是一组局灶性或弥漫性皮质结构异常病变的总称,包括局灶性皮质发育不良(FCD)。

MCD是一种先天性发育缺陷,常引起发育迟缓、癫痫、局部神经功能障碍和精神发育不全。MCD具有高度的致痫性,它引起的癫痫药物难以治疗。患儿多在10岁以内发病,2～5岁发病最常见。皮质发育畸形以额叶最常见,颞叶以外的MCD发病年龄更小(2.5岁左右)。弱智和发育迟缓,癫痫是最常见的临床表现。

手术以切除致痫灶为主,术中需进行ECoG、SEP

和 CS 监测，行致痫灶定位和功能定位。

（二）结节性硬化症

是一种常染色体显性遗传性疾病。中枢神经系统受累，癫痫是其常见的症状之一，典型的临床表现呈三联症：癫痫、精神发育迟缓和面部血管纤维瘤。

80%～90%患儿癫痫发作出现在 2 岁前，多呈婴儿痉挛；2 岁后多表现为全身强直—阵挛性发作。70%～80%患儿有面部血管纤维瘤，2 岁以前发病者智力低下，还可出现运动、语言发育迟缓，计算困难，记忆障碍，运动过多和攻击行为。

药物治疗效果不佳者可手术，可行致痫结节扩大切除，脑叶切除术。手术后可减轻和减少癫痫发作的次数和程度。

（三）半侧巨脑症（HME）

是一种罕见的大脑发育畸形，主要以一侧大脑半球的弥漫性增大，脑回变深肥厚，脑沟变浅、稀疏，中线结构向健侧偏移等畸形发育为特征。表现为神经系统发育迟滞、偏瘫、偏盲及顽固性癫痫等。

手术治疗行解剖性半球切除或功能性半球切除或大脑皮层切除、脑皮质部分切除。大脑半球切除术多用于致痫灶广泛累及整个大脑半球者，解剖性大脑半球指完全切除大脑半球，保留基底核、下丘脑、间脑。手术时间长，一般需 5～6 h，出血多，300～600 mL，婴幼儿手术需特别注意补充血容量。

(四)Rasmussen 脑炎(RE)

是一种散发的、起病于儿童期、病因未明的疾病。好发年龄 1～12 岁,各种药物治疗均无效。病变主要累及一侧半球,故大脑半球切除手术是唯一有效的控制癫痫的方法。

(五)Lennox-Gastaut 综合征

Lennox-Gastaut 综合征(LGS)是最严重的儿童难治性癫痫之一,分症状性和隐匿性。症状性占 70%,多种原因可引起,如围产期缺血、缺氧性脑病、颅内出血、脑膜脑炎、脑皮质发育异常、脑损伤、脑积水、脑肿瘤等。3～5 岁是发病高峰。内科治疗效果欠佳,长期药物治疗会影响患儿大脑发育和认知水平。反复癫痫发作有自伤和死亡的风险。因此,有手术指证者应积极接受手术治疗。手术方法:若明确病因、病灶局限位于非功能区可采用切除术。比较多见的为病因不明、病变广泛弥漫者,可做姑息性手术如胼胝体切开术或迷走神经刺激术。

(六)婴儿痉挛症

婴儿痉挛症又名 West 综合征,有独特的痉挛性发作。主要病因为皮质发育异常,反复的痉挛发作可造成癫痫性脑病。典型表现为点头、双上肢拥抱状动作，多成串发作，EEG 呈高度失律，发育迟滞。药物治疗效果差，是儿童最常见的灾难性癫痫，约 1/4 的患儿转化为 LGS 综合征。婴儿痉挛症是小儿癫痫中最严重的一种类型，应尽早行胼胝体切开术。

三、儿童癫痫的手术麻醉处理

基本原则：充分的术前准备，精细的术中管理，确保患儿围术期安全和手术顺利进行。

（一）相关生理

小儿脑组织耗氧量和脑代谢率均高于成人，成人脑耗氧量占总耗氧量的 20％～23％，小儿占 50％。小儿脑组织耗氧 5.8 mL/(100 g·min)，成人脑组织耗氧 3.5 mL/(100 g·min)。大脑主要能量为葡萄糖，然而，脑细胞内所贮备的糖和糖原仅够 3 min 的消耗。小儿耗葡萄糖 6.8 mg/(100 g·min)，成人为 5.5 mg/(100 g·min)。葡萄糖的耗竭将导致人昏迷，严重者可致死。新生儿的脑比成人脑贮存的糖要多，故新生儿比成人更耐受缺氧。

新生儿和婴儿的脑血管自动调节的界限明显下调 MAP 20～60 mmHg，安全范围窄。婴儿对急性低血压和高血压的代偿能力差。低血压有导致脑缺血的危险，而高血压可能会发生颅内出血。婴儿对过度通气即低 $PaCO_2$ 反应敏感，$PaCO_2$＜20 mmHg 有导致脑缺氧的危险。

小儿血容量按体重计算大于成人，如新生儿 80～85 mL/kg，6 月～2 岁 75 mL/kg，2 岁～12 岁 72～75 mL/kg，成人 65～70 mL/kg，但小儿血容量的绝对值小，对出血的耐受性差。

（二）术前访视

癫痫患儿常有智力低下，精神异常，认知功能障碍等。故对患儿的术前访视要根据不同的年龄段和病情加以区别对待。≤1 岁的婴儿，病史主要由其父母讲述，母亲仍处于喂奶期，要特别交代禁食禁水的时间(禁奶 6 h，禁水 2 h)；1～3 岁的幼儿，术前检查易哭闹，但仍应细致查看咽喉部和听诊肺部情况；3～6 岁学龄前儿童，已有一定的沟通能力，应和蔼对待，取得亲切感，使之能配合，减少哭闹；7～12 岁学龄儿童，能交流，应耐心沟通，消除恐惧和焦虑情绪。另外，非常重要的是与家长的交流，特别注意那些过度焦虑的家长，麻醉医师要充分告知病情和麻醉中存在的危险因素，包括意外和死亡。

需外科治疗的癫痫患儿均为药物治疗效果不佳者，长期服用抗癫痫药物，应注意有无心律失常，肝功能、凝血功能异常及药物的其他不良反应所造成的影响(见前述)。

5～7 岁儿童正处于换牙期，要注意有无松动的乳牙，必要时请口腔科医生协助处理，预防乳牙脱落而发生呼吸道梗塞。有无反应性气道疾病如哮喘，近期有无上呼吸道感染，扁桃体、腺样体是否肿大，鼻腔是否通畅等，均需仔细询问和检查。

对较大的手术，术前一定要准备浓缩红细胞和新鲜冰冻血浆，婴儿用血应提前向血库申请分装小袋血。

（三）麻醉方法

小儿不能配合，一般选全麻。不易与父母分离、哭闹的儿童可先做基础麻醉。由于氯胺酮术后可出现精神异常，出现幻觉甚至做噩梦等不良反应；咪达唑仑可影响术中皮质脑电图（ECoG）的监测，因此，这两种常用的基础麻醉用药对癫痫患儿均不宜使用。最好的方法是术前在病房内建立静脉通路，患儿到手术室门厅内，用小剂量丙泊酚（1～1.5 mg/kg）＋芬太尼（1 μg/kg）缓慢静注，待患儿入睡即与父母分开推进手术间。

1. 麻醉诱导

能配合的患儿直接接进手术间，麻醉诱导前给长托宁 0.01 mg/kg 或阿托品或东莨宕碱 0.01 mg/kg 静注。丙泊酚（适量加 2％利多卡因 1～2 mL 减轻对血管的刺激）2～3 mg/kg、芬太尼 4～5 μg/kg 或舒芬太尼 0.3～0.5 μg/kg、顺式阿曲库铵 0.15 mg/kg 顺序静注诱导插管（最好经鼻置管）。先行基础麻醉者，诱导用药适当减量。

2. 麻醉维持

以丙泊酚和瑞芬太尼加顺式阿曲库铵全凭静脉麻

醉维持，对诊断和致痫灶明确、术中无需行 ECoG 监测者如胼胝体切开术，麻醉维持可按一般颅脑手术全麻处理；若术中要行 ECoG 或/和 CS、ESP 监测者，丙泊酚、瑞芬太尼和顺式阿曲库铵三药分泵输注，其中丙泊酚的配制与成人不同，即将丙泊酚 1 支（200 mg）用 5％葡萄糖溶液稀释至 50 mL 泵注，每小时输注的速度若为患儿的体重（kg）数，丙泊酚的用量即为 66.7 μg/（kg・min）。如患儿体重 24 kg，输注速度 24 mL/h，即丙泊酚 66.7 μg/（kg・min）。当术中根据手术监测需要对丙泊酚的剂量进行调控时，只需要按上述公式计算调节输注速度，如需将丙泊酚剂量调控至 25 μg/（kg・min），其输注速度为 $x:25=24:66.7$，$x=24\times25/66.7$，即泵速调至 9 mL 即可，其他用法与成人相似。

四、术中麻醉管理

（一）补液与输血

小儿癫痫手术尤其对术中需行 ECoG 和 SEP 及 CS 监测者往往手术时间较长，术中出血和输血输液的管理是麻醉管理中的重点之一。

1. 建立良好的输血通路，最好有中心静脉和外周静脉两条通路。

2. 减少头皮出血。切皮和缝皮切口用含有 1∶30

万肾上腺素、0.1%罗哌卡因的生理盐水局部浸润，不仅可以减少出血，还可起到镇痛作用，且对BP、HR影响较小。

3. 大脑半球切除术有解剖大脑半球切除和功能性大脑半球切除。前者失血较多，需做好输血准备，学龄前儿童应输血。

4. 液体的选择与成人相似，应选等渗或略微高渗的平衡液如勃脉力A、乐加和胶体液，不宜输低渗溶液。术中应监测血糖并将血糖维持在5～8 mmol/L，如血糖较低可适当输注葡萄糖液。

5. 婴幼儿输血的指标宜宽于成人，维持Hb≥100g/L，Hct≥30%为宜。婴儿大手术最好先输血后开刀。

（二）呼吸管理

1. 抗胆碱药的用量要足够，保持呼吸道干燥。

2. 气管导管尽可能选择较粗号以减少气道阻力（气道阻力与导管半径的四次方成反比），尽可能经鼻置入（可将导管用热水泡软经鼻插入），易固定，不易扭曲。

3. 潮气量（V_T）和频率（R）：婴幼儿V_T 10～12 mL/kg，R 18～30 次/min；学龄前儿童V_T 8～10 mL/kg，R14～24 次/min；学龄儿童V_T 7～10 mL/kg，R 12～20 次/min。气道峰压＜20 cmH_2O，吸呼比1∶1.5，以提供足够的吸气时间，保证气体交换。呼吸

机通气 20 min 后查血气，根据结果调整呼吸机参数，维持 $PaCO_2$ 30～35 mmHg 为宜。

4. 头颅固定后认真吸净呼吸道分泌物（婴幼儿一般不上头架）。

5. 拔管：<10 岁患儿一般不能配合，故不宜在完全清醒后拔管，预防麻醉过浅刺激咽喉而诱发喉痉挛，也不宜在深麻醉下拔管，以防拔管后舌后坠呼吸道阻塞或出现呼吸抑制。癫痫患儿术毕一般均用咪达唑仑 1～2 mg 静注以预防癫痫发作。术毕入恢复室接呼吸机辅助，在呛咳恢复前吸净呼吸道、口鼻腔分泌物，再以呼吸机辅助，待自主呼吸恢复，脱机，导管给氧，患儿睁眼，咳嗽反射恢复出现呛咳即可拔管。拔管后取头侧位用面罩或鼻导管吸氧，不再刺激患儿，待患儿再次自然清醒、啼哭即可送回病房。

6. 带管回 ICU：以下情况术后不直接拔管，可带管回 ICU：(1)后颅窝手术，尤其累及脑干的手术；(2)手术切除范围大，靠近脑干的手术；(3)术中损伤下丘脑出现尿崩症或体温变化者；(4)术中发生急性出血，缺氧休克，经抢救的患儿；(5)麻醉诱导插管不顺，疑有咽喉部损害，术后可能出现水肿的患儿。

（三）体温

术中婴幼儿的低体温可明显影响患儿的凝血功能，而且术后易发烧，故术中保温非常重要，手术室室温不宜过低，以 24～25℃ 为宜，注意给患儿保暖。输注的溶液和血液均应加温。

（四）体位

癫痫手术往往时间较长，手术体位需要妥善固定，较大的儿童可用头架。需注意头颈部不宜过度屈曲，否则会影响呼吸道通畅或/和静脉回流。头部不宜过低，长时间头低位术后可出现球结膜水肿甚至脑水肿，故上头架后需注意气道压力的变化，并常规吸痰观察呼吸道通畅情况，若有问题及时提醒术者对头架位置进行调整。未上头架的婴幼儿应妥善固定好头部和气管导管，预防术中头颅转动而出现意外。

（五）加强监测

癫痫患儿手术除特别简单的手术外，一般均需中心静脉穿刺置管，监测 CVP，动脉穿刺置管行有创动脉监测。术中除常规监测 BP、HR、ECG、SPO_2 外，还应监测血气、电解质、血糖、尿量、Hb、Hct、乳酸等。靠近脑干部位的手术牵拉刺激迷走神经或核团可导致严重窦性心动过缓或/和血压升高，应及时通知术者暂停操作，预防心搏骤停。

另外，小儿不能合作，一般不宜做术中唤醒麻醉，而对年龄较大，如 14～16 岁的青少年能积极配合者可考虑。本院曾为一名 14 岁少年成功地完成了一次术中唤醒麻醉。国外也有文献报道对 6 岁、11 岁和 12 岁的患儿实施了唤醒麻醉。

第八节 癫痫持续状态及处理

癫痫持续状态(SE)是神经科严重急危症,死亡率甚高,需及时处理。

一、定义

癫痫在短时间内频繁发作,在两次全身性发作间意识不恢复或单次发作时间超过 30 min。

临床上对 SE 的定义为:一次癫痫发作至少持续 30 min 以上,或两次发作间歇期意识不恢复者。

二、SE 对机体的损伤

SE 对脑部的损害严重,同时还可以造成躯体并发症。SE 的病死率可达 5%～12%,其中约 1%～2%患者直接死于 SE,约 48%的患者出现精神发育迟滞,37%的有神经功能缺损。

动物实验证明,SE 超过 60 min,动物的海马、小脑、丘脑、中脑及大脑皮层均见持久的细胞损害,尸解也发现其海马角锥体细胞最易受损。全面性强直—阵挛性 SE 常合并缺氧、二氧化碳积蓄、呼吸性酸中毒、乳酸中毒、糖代谢紊乱(初期高血糖,后期低血糖)、血管调节紊乱(初期高血压,后期低血压)、心律失常,部分病人还可合并急性肺水肿;骨骼肌强直收缩可致肌纤维坏死,若大量肌红蛋白沉积肾小管可引起肾小管坏死和高钾血症,严重者还可引起全身炎症反应综合征,甚至发展为多器官功能障碍综合征(MODS)。

三、SE 的临床表现

全面性强直—阵挛性癫痫持续状态:表现为全身性强直—阵挛性发作连续反复出现,间歇期意识也不恢复致脑缺氧、脑水肿。连续反复发作症状不断加重,发作时间延长,间隔时间缩短,昏迷加深,出现严重的自主神经症状,如高热、心动过快或心律不齐;继高血压后出现低血压甚至休克;呼吸道分泌物增多导致上呼吸道阻塞、发绀;瞳孔散大,对光反射、角膜反射消失;严重 SE 可因缺氧、脑水肿而死亡。

四、处理

任何癫痫发作持续＞10 min 就应积极地进行抗惊厥治疗。

SE 若不能及时控制,轻则造成脑细胞不可逆损害,重则危及患者生命。有文献报道,全面性强直—阵挛性 SE 持续时间平均达 10 h 者常留有神经系统后遗症,持续时间平均达 13 h 的病人可致死,故 SE 应作急症处理，甚至抢救。目的是尽快制痉，维持生命体征稳定。

（一）一般处理

患者平卧，固定，保温，防止副损伤；保持呼吸通畅，吸痰给氧；建立静脉通路，便于给药和监测；监测BP、HR、R、SpO_2、体温、血气等；送入ICU。

（二）药物控制

选用起效快、作用强、时间长的抗癫痫药控制发作。

1. 一线药

（1）咪达唑仑（咪唑安定）

为水溶剂，起效快，作用比地西泮（安定）强5倍，维持时间较短，副作用小。用量：5～15 mg(0.1～0.3 mg/kg)单次缓慢静注，再以0.05～0.4 mg/(kg·h)泵注维持。

（2）地西泮（安定）

起效快，半衰期长达36～48 h。首次用量10～20 mg静注，小儿0.2～0.5 mg/kg，最大剂量婴儿2～5 mg，儿童5～10 mg，或安定60～100 mg加入5%G.S或生理盐水500 mL，以40 mL/h的速度输注。

（3）氯羟安定（劳拉西泮）

成人4～5 mg/次，5 min后重复；儿童0.05～0.1 mg/kg，以每分钟2 mg缓慢静注。

2. 二线药

(1)丙戊酸钠(德巴金)

15 mg/kg 直接静注,30 min 后以 1 mg/(kg·h)维持5～6 h。

(2)苯妥英钠

开始用 20 mg/kg 口服,若效果不佳,可再用 5 mg/kg,最大剂量 30 mg/kg。常可致心律失常和低血压。

3. 三线药

(1)丙泊酚

作用快,恢复也快,半衰期短,可控性强,止痉作用明显,癫痫发作全身强直抽痉时也可作为一线药。首次2 mg/kg静脉缓注,继之用丙泊酚持续静脉泵注,1.5～3 mg/(kg·h),保持 EEG 呈爆发抑制状态。

(2)硫喷妥钠(SP)

老药,短效巴比妥类,起效快,制痉效果好。2%硫喷妥钠 5～15 mL 缓慢静注至癫痫发作停止,继之500 mg加入 100 mL 生理盐水或 5%G.S 静滴维持或1% SP 50 mL 泵入,维持患者无抽痉状态。根据动脉压和制痉情况调整速度,特别要注意的是 SP 静注过快,易发生呼吸抑制,故静脉输注必须缓慢,呼吸道有炎症者禁用,以防止喉头痉挛发生。

(3)氯硝安定(氯硝西泮)

为较好的广谱抗 SE 的药物,药效比安定强 5 倍,对呼吸心脏的抑制作用比安定强,半衰期长,为 22～

32 h,成人用量首次 3 mg,缓慢静注。

(三)紧急处理——气管内插管控制呼吸

对分泌物特别多,牙关紧闭,全身强直痉挛严重而至呼吸困难者,或呼吸道受压迫或癫痫发作>30 min,上述药物首次剂量不能改善者应立即追加丙泊酚、咪达唑仑的剂量。面罩加压给氧的同时给予肌松药,行气管内置管接呼吸机机械通气,并维持一定的麻醉深度控制癫痫发作,尔后视病情逐步减少药物用量至停药。患者清醒,呼吸恢复后,停机拔管。

附注：

本院脑功能区和语言区术中唤醒麻醉工作流程细则

一、脑功能区手术需要术中唤醒的三种情况

1. 电刺激枕部视觉皮质感觉区，需要患者有光感提示，唤醒后患者可口诉；也可唤醒不讲话而用手势提示，如有光感竖拇指，无光感竖小指。

2. 电刺激感觉皮质需要患者提示有无麻木感，唤醒后患者可讲话口诉；也可唤醒不讲话而用手势提示，有麻木感竖拇指，无麻木感竖小指。

3. 语言功能区，语言功能区有四个中枢。(1)运动性语言中枢，位于优势半球额下回后部，受损产生"运动性失语"(知意不能讲——失语)；(2)语言感觉中枢，位于优势半球颞上回后部，受损产生"感觉性失语"(会讲不知意——误讲)；(3)语言误读区，在顶角回，受损产生"失读症"(知意不会读——误读)；(4)书写运动区，位于优势半球中央前回手和指的运动支配区，受损后产生"失写症"。凡语言区手术，需要患者清醒，并能讲话与医生交流来配合语言功能区的精确定位。术中

电刺激大脑皮质同时让患者识别图片或实物或数数。当电刺激过程中患者出现失语、误读、语速变慢或音调改变，则可判定此处大脑皮质为语言功能区。

二、术前准备

1. 术前访视病人

详细了解病情、癫痫诱发因素，呼吸、消化系统的状况及肝肾功能等以及患者的配合表达能力。与患者交流，讲明术中唤醒程序，取得患者的信任和配合。术前停用抗癫痫药物。术前不用药。

2. 手术间准备

根据手术部位放置麻醉机，左侧手术，麻醉机放右侧，反之亦然。体位以侧卧位最好，平卧头侧位或平卧位也可以，不能采用俯卧。食道鼻咽腔导管(6.5＃)前端气囊充气 10 mL 左右，大气囊充气 30～40 mL，浸泡于温热水中，检查是否漏气。导管和气囊前端涂少量凡士林，备喉镜、插管钳、吸引器、急救药物等。

三、入室

1. 常规监测 BP、HR、SpO_2、ECG，备药。

2. 建立外周静脉通路（一般在脚踝上），长托宁 1 mg，阿托品 0.5 mg 静注。

3. 诱导不用咪达唑仑。丙泊酚 1.5～2.5 mg/kg

＋顺阿曲库铵0.15 mg/kg或爱可松0.6～1 mg/kg＋舒芬太尼0.5～0.6 μg/kg或芬太尼4～5 μg/kg顺序静脉推注。肌松药给药4 min后，经鼻将食道鼻咽腔导管插入后鼻孔，喉镜明视下将导管前端送入食管。以上端气囊出后鼻孔的深度即可，退出喉镜，下端气囊充气10 mL，上端气囊充气30～40 mL。听诊双肺，呼吸音清晰，口鼻腔无漏气，麻醉机潮气量显示与设置潮气量的差值≤50 mL，气道压≤20 cmH_2O，说明导管到位，将导管轻轻上提并固定于鼻部，露出双眼和嘴部便于睁眼和开口讲话。

4. 与患侧同边行中心静脉穿刺置管监测CVP，足背动脉穿刺置管监测MAP，导尿。

5. 摆体位上头架，局麻用0.75％罗哌卡因，每个头钉点2 mL。固定头架时观察气道压变化，以保持气道压≤25 cmH_2O为宜，头架固定后吸痰。

6. 切皮前氟比洛芬酯50～100 mg静滴。

7. 头皮切口用0.5％罗哌卡因局部浸润15～20 mL。

8. 全凭静脉麻醉剂配药：丙泊酚原液50 mL，顺式阿曲库铵配成1 mg/mL，瑞芬太尼用量为每千克体重×0.03 mg/50 mL，微泵输注速度若为1 mL/h，即等于输注瑞芬太尼0.01 μg/(kg・min)。三种药物分别泵注。

四、麻醉维持

分三个阶段：麻醉(Anesthesia)—唤醒(Awake)—麻醉(Anesthesia)，即 AAA 方式。

1. 第一阶段即麻醉期(诱导→上头架→切皮→开颅)

上头架前加深麻醉：瑞芬太尼 0.3～0.5 μg/(kg·min)泵注(即微量泵输注速度为 30～50 mL/h)，切皮后减至 0.2～0.3 μg/(kg·min)，必要时舒芬太尼 10～15 μg/次静注。

丙泊酚 80～100 μg/(kg·min)至开颅，骨瓣掀开，减至 60 μg/(kg·min)。肌松药顺式阿曲库铵 0.1 mg/(kg·h)维持至切皮，皮瓣掀开，减量至 0.05 μg/(kg·h)。骨瓣掀开硬脑膜完整，用 2%利多卡因棉片贴在硬脑膜上表麻。

2. 第二阶段即唤醒期(停药→唤醒→监测定位)

剪开硬脑膜：停丙泊酚 10 min 后以 25～30 μg/(kg·min)维持，锯颅骨，停肌松药。当出现气道压上升时给予顺式阿曲库铵 1 mg 静脉注射，瑞芬太尼0.3 μg/(kg·min)维持。

监测 ECoG：丙泊酚 25～30 μg/(kg·min)和瑞芬太尼 0.2～0.3 μg/(kg·min)维持。

术中唤醒：丙泊酚停药，应＞20 min；肌松药停药，应＞40 min，瑞芬太尼减至 0.05 μg/(kg·min)或/和

DEX 0.1 μg/(kg・h)维持。停药达预定时间后,呼叫患者姓名,若患者能动手示意或呼之睁眼,令其好好呼吸。自主呼吸恢复良好,上端气囊排气,患者清醒即可讲话。术者和电生理医师行电刺激功能区定位,看图片、认实物、讲话、数数等。

观察:唤醒期生命体征,此时 BP、HR 多有升高,酌情给予降压药如压宁定 15～25 mg,或硝酸甘油 50～100 μg/次静注,并给以安慰;观察清醒程度:神志、语言指令完成及颅内压等情况,并评分;观察呼吸,查血气,及有无不良反应,如恶心呕吐、疼痛不适等,并记录。

电刺激强度增加时可诱发癫痫,一旦癫痫发作应尽快处理。处理:1%丙泊酚 3～5 mL 静推,必要时顺式阿曲库铵 1～2 mg 静注,患者抽搐停止、意识消失时将导管上端气囊充气,控制呼吸,台上冰盐水冲大脑皮层。癫痫停止后若需再做监测,待药物作用消失后可重复上述步骤。

3. 第三阶段全麻期(定位完毕→手术切除病灶→关颅缝皮)

定位完毕:1%丙泊酚 5 mL 静注,同时丙泊酚 30 μg→80 μg/(kg・min)维持。切除致痫灶中一般仍需行 ECoG 者,丙泊酚 30 μg/(kg・min)或/和 DEX 0.5 μg/(kg・h)维持;肌松药顺式阿曲库铵3～5 mg 静注,再以 0.1 μg/(kg・h)泵入;维持瑞芬太尼 0.2～0.3 μg/(kg・min)泵入至术毕。

缝皮:咪达唑仑 2～3 mg,舒芬太尼 5～10 μg 静注，停肌松药。

五、入麻醉恢复室

呼吸机过渡→至呼吸恢复良好→脱机→导管吸O_2→查血气。患者清醒，循环呼吸及内环境稳定，病情允许者：吸净分泌物→上、下两端气囊松气→拔管→麻黄素滴鼻→吸痰→雾化→送回病房。

病情不允许拔管者：换气管内插管带管送回ICU。

六、术后随访

有无并发症、后遗症，如恶心、呕吐、鼻咽腔出血，对术中有何回忆，有何不良反应及不良记忆。

七、禁忌

不能合作者，意识不清者，吐词不清者，年龄＜12岁不能合作者，胃排空不良者及俯卧位者。

本院 Wada 氏试验流程

Wada 氏试验又称颈内动脉阿米妥钠试验，是癫痫手术前对优势大脑半球判断的一种有创术检查，优于利势判断。

一、检查内容

包括运动（双手上抬、手抬分开、手撑向下）、语言（读数）、感觉（面部和肢体感觉），记忆（重复检查物体命名）、观察视力、视野、眼球震颤和脑电图改变。

二、适应症

准备作大脑半球切除、颞叶切除和癫痫病灶切除前做 Wada 氏试验以全面了解语言和其他重要功能在大脑半球的分布情况而决定手术方法的选择。

三、方法

在放射科进行，病人平卧，颈部消毒，分别穿刺双侧颈总动脉或经股动脉插管至颈动脉。从一侧颈动脉内一次性注入 5%～10%阿米妥钠 75～300 mg 或 1%

丙泊酚 1 mL(10 mg)稀释至 10 mL,在 3～4 s 内直接推入颈动脉内。

四、结果

如果穿刺注药侧为优势大脑半球,注药后半球被麻醉,可以出现暂时性失语、对侧肢体瘫痪、感觉减退和记忆障碍、眼球震颤、视力和视野障碍以及 EEG 的抑制性改变。如果穿刺侧为非优势大脑半球,可不出现上述变化,或变化程度很轻。如果双侧的改变程度相似,应考虑优势大脑半球的双侧性。

五、注意事项

若需行双侧 Wada 氏试验,需间隔 30 min 后再穿刺对侧,用药和检查内容应该一致,以便比较两侧的改变程度。需要重复检查,应间隔 15 min 后进行。

六、监测

监测 BP、HR、SpO_2,预防和处理癫痫大发作,备气管插管、急救药物器械等。

参考文献

1. 谭启富，李龄，吴承远主编. 癫痫外科学. 第1版. 北京：人民卫生出版社，2006

2. 谭启富，林志国主编. 癫痫外科手册. 第1版. 北京：人民卫生出版社，2010

3. 李恒林，王大柱主编. 神经外科麻醉实践. 第1版. 北京：人民卫生出版社，2004

4. Philippa Newfield, MD, James E. Cottrell, MD 著. 王保国，韩如泉主译. 神经外科麻醉手册. 第4版. 北京：人民卫生出版社，2009

5. 韩如泉，李淑琴主编. 神经外科麻醉分册. 第1版. 北京：北京大学医学出版社，2011

6. 蔡铁良，沈七襄，高鹏等. 食道咽腔导管用于脑语言区手术患者气道管理的效果. 中华麻醉学杂志，2010，30(7)：799～801

7. 蔡铁良，姚一，沈七襄等. 食道鼻咽腔导管在脑功能区全麻唤醒手术中的应用. 中华神经外科杂志，2011，27(4)：506～508

8. 姚一，张小斌，谭启富等. 全麻唤醒和术中电刺激在脑功能区病灶性癫痫手术中的应用. 中华神经医

学杂志，2010，09(12)：1 246～1 249，1 254

9. 姚一，谭启富，张小斌等. 癫痫的外科治疗(附138例报告). 中华神经外科杂志，2010，26(6)：503～505

10. 谭启富，张小斌，姚一等. 功能性大脑半球切除术治疗顽固性癫痫. 中华神经医学杂志，2009，8(8)：844～847

11. 陈新忠，王保国，康孝荣等. 大脑皮质功能区手术唤醒试验中丙泊酚复合舒芬太尼或瑞芬太尼麻醉的效果. 中华麻醉学杂志，2006，26(9)：813～817

12. 施冲，吴群林，刘中华等. 脑功能区手术唤醒麻醉与清醒程度的研究. 中国微侵袭神经外科杂志，2005，10(11)：497～498

13. 王伟民，施冲，李天栋等. 术中全麻唤醒下定位切除脑功能区病变. 中国微侵袭神经外科杂志，2003，8(6)：245～249

14. 张忠，江涛，谢坚等. 唤醒麻醉和术中功能定位切除语言区胶质瘤. 中华神经外科杂志，2007，23(9)：643～645

15. 孙涛主编. 神经外科与癫痫. 第1版. 北京：人民军医出版社，2004

16. 王学峰. 抗癫痫药物的不良反应——一个值得关注的问题. 中国现代神经疾病杂志，2011，11(4)：371～373

17. 姚俊兴. 妇女与癫痫. 第四届 CAAE 国际癫

痫论坛会刊，2011，9，P19

18. Taisuke Otsuki. Treatment guideline for surgery of catastrophic epilepsy. 第四届 CAAE 国际癫痫论坛会刊，2011，9，P21

19. 邹鑫，王世瑞，冯伟. 右美托咪啶的临床麻醉应用进展. 国际镇痛与复苏杂志，2011，32(2)：201～204

图书在版编目(CIP)数据

癫痫外科麻醉手册/沈七襄,蔡铁良主编. —厦门:厦门大学出版社,2012.5
ISBN 978-7-5615-4307-8

Ⅰ. ①癫… Ⅱ. ①沈… ②蔡… Ⅲ. ①癫痫-脑外科-手术-麻醉-手册 Ⅳ. ①R742.1-62 ②R614-62

中国版本图书馆 CIP 数据核字(2012)第 110085 号

厦门大学出版社出版发行
(地址:厦门市软件园二期望海路 39 号 邮编:361008)
http://www.xmupress.com
xmup @ xmupress.com
厦门市明亮彩印有限公司印刷
2012 年 5 月第 1 版 2012 年 5 月第 1 次印刷
开本:787×1092 1/32 印张:5 插页:2
字数:100 千字 印数:1～3 500 册
定价:20.00 元

癫痫外科麻醉手册

主　　编　沈七襄　蔡铁良

副主编　高　鹏　姚　一

编　　者（以姓氏笔画为序）

方　赟　沈七襄　张小斌

张正迪　钟　强　姚　一

高　鹏　蔡铁良

厦门大学出版社 国家一级出版社
XIAMEN UNIVERSITY PRESS 全国百佳图书出版单位